Ayahuasca

Die Jaguarmedizin des Amazonas

mit Beiträgen von

Arno Adelaars
Christian Rätsch
Alan Shoemaker
Nana Nauwald
Markus Berger
Kajuyali Tsamani

Verlegt durch:
NACHTSCHATTEN VERLAG AG
Kronengasse 11
CH-4500 Solothurn
Tel: 0041 32 621 89 49
Fax: 0041 32 621 89 47
E-Mail: info@nachtschatten.ch
www.nachtschatten.ch

Der Artikel von Christian Rätsch ist eine überarbeitete und ergänzte Fassung von „Ayahuasca, oder: die Reise zum Ursprung der Kultur – Psychoaktive Therapie bei den Shipibo-Indianern", in: Ch. Gottschalk-Batschkus & Ch. Rätsch (Hg.), Ethnotherapien, Ethnotherapies, Berlin: VWB (Curare Sonderband 14/98), S. 136-144, 1998.
Der Artikel von Alan Shoemaker wurde von Claudia Müller-Ebeling aus dem Amerikanischen übersetzt (erschienen unter dem Titel „Ayahuasca Adventures, Magic to Miracles" in Magical Blend 60, 1998).
Der Artikel von Arno Adelaars wurde von Rowan Kirschker und Markus Berger aus dem Englischen übersetzt (Originalbeitrag).
Der Artikel von Kajuyali Tsamani wurde von Libinei aus dem Spanischen übersetzt.

2. Auflage 2018

Umschlag: Sven Sannwald
Layout: Janine Warmbier
Druck: Druckerei und Verlag Steinmeier, Deiningen
Printed in Germany

ISBN 978-3-03788-396-9

Inhalt

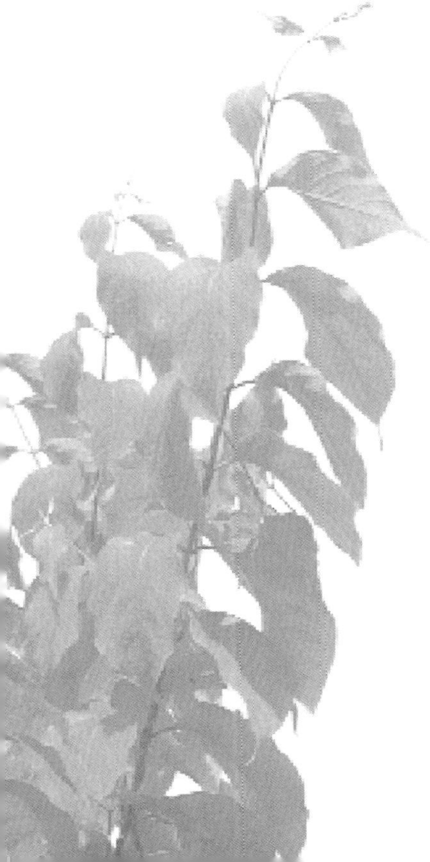

Christian Rätsch

Ayahuasca: Die Reise zum Ursprung der Kultur

„Keine äußerliche Kulthandlung bietet ein so eindringlich als Realität geschautes Drama wie die sich gleichermaßen vor dem inneren und äußeren Auge vollziehenden Mythen im Ayahuasca-Rausch."
WALTER ANDRITZKY (1989: 194)

Der Zaubertrank der Schamanen

Ayahuasca, der psychoaktive, visionäre und brechenerregende (emetische) „Zaubertrank" vom Amazonas, steht im Zentrum des Schamanismus vieler dort ansässiger Indianerstämme. Ayahuasca ist unter folgenden Namen bekannt:

Ambihuasca, Ambiwáska, Ayahuasca (Quetschua „Ranke der Seelen"), Ayawáska, Biaxíi, Cají, Caapi, Calawaya, Camaramti (Shipibo), Chahua (Shipibo), Cipó, Daime, Dapa, Dapá, Djungle Tea, Djunglehuasca, Doctor, Dschungel-Ambrosia, El remedio (Spanisch „das Heilmittel"), Hoasca, Honi, Iyaona (Zapara), Kaapi, Kahi, Kahpi, La droga (Spanisch „die Droge"), La purga (Spanisch „das Reinigende"), La soga, Masha (Shipibo), Metí, Mihi, Mii (Huaorani), Moca jene (Shipibo „bittere Brühe"), Muka dau (Cashinahua „bittere Medizin"), Natem (Achuar), Natema, Natemá, Natemä, Nepe, Nepi, Nichi cubin (Shipibo „gekochte Liane"), Nishi sheati

(Shipibo „Lianengetränk"), Nixi Honi, Nixi paé, Notema, Ohoasca, Ondi (Yaminahua), Pilde, Pildé, Pinde, Pindé, Rao (Shipibo „Medizinalpflanze"), Remedio, Sachahuasca, Santo Daime, The brew, Uni (Conibo), Vegetal (Brasilianisch „Gemüse"), Yagé, Yajé, Yaxé.

Bei den Siona und Secoya, die im ecuadorianischen Amazonas-Tiefland leben, heißt der Schamane *yagé unkuki*, „der Ayahuasca-Trinker". Der Schamane der benachbarten Cashinahua wird *moca-ya*, „einer, der Ayahuasca hat", genannt. Der Schamane der im peruanischen Amazonas-Tiefland heimischen Shipibo-Indianer wird als *nishi sheamis*, „Ayahuasca-Trinker" bezeichnet. Daraus hat sich im lokalen Spanisch das Wort *ayahuasquero* – heute meist als „Ayahuasca-Schamane" übersetzt – entwickelt. Ein Mensch wird zum Schamanen, wenn er von den Pflanzengeistern dazu berufen wird – entweder im Traum oder in einer Ayahuasca-Vision.[1]

Obwohl in der Gegend um die peruanische Dschungelstadt Pucallpa (Laguna Yarinacocha, Río Ucayali) fast jeder Mensch, ganz gleich ob Indianer oder Mestize, Ayahuasca-Erfahrungen gemacht hat, werden doch nur wenige Ayahuasca-Trinker zu Schamanen. Der Schamane bezieht seine schamanische Heilkraft *(ani shinan)* von seinem Wissen *(onanti)*, das er durch seinen häufigen, mitunter täglichen Ayahuasca-Genuss erhält. Manche Ayahuasqueros verfügen über eine geradezu unglaubliche Erfahrung.

---

[1] Die folgenden Ausführungen basieren hauptsächlich auf eigenen Beobachtungen und Ayahuasca-Erfahrungen, die ich im Sommer 1997 an der Laguna Yarinacocha machen konnte.

So hat zum Beispiel Don Agustín Rivas über 3000 mal Ayahuasca genommen!

In Pucallpa gibt es eine Reihe von sehr angesehenen Mestizen-Ayahuasqueros, die Ayahuasca-Therapien auf einem synkretistischen Hintergrund ausüben.[2] Auch die peruanischen Mestizo-Ayahuasqueros achten die Ayahuasca-Pflanzen als „Lehrmeister" *(plantas maestras)* ihrer Heilkunst. Besonders eindrucksvoll sind die Darstellungen solcher „Meisterpflanzen" in den Malereien des ehemaligen Ayahuasqueros Pablo Amaringo. Seine visionären Bilder zeigen die ganze Ayahuasca-Mythologie, auch die synkretistischen Elemente, die Regenwald-Pharmakopöe und die andere Wirklichkeit des schamanischen Universums (LUNA & AMARINGO 1991).

---

[2] Siehe dazu Dobkin de Rios 1970, 1972, 1981 und 1992, Luna 1984, 1986 und 1991, McKenna 1993.

Zur Ayahuasca-Chemie

Der Ayahuasca-Trank ist eine einzigartige pharmakologische Kombination aus der harmalinhaltigen Ayahuasca-Liane *Banisteriopsis caapi* und den DMT-haltigen Chacruna-Blättern *(Psychotria viridis)*. Harmalin ist ein MAO-Inhibitor; er hemmt die Ausschüttung des körpereigenen Enzyms Monoaminooxidase (kurz: MAO). Die MAO baut normalerweise den visionär-psychedelischen Wirkstoff DMT (= N,N-Dimethyltryptamin) ab, noch bevor er über die Blut-Hirn-Schranke in das zentrale Nervensystem eindringen kann. Nur durch diese Kombination von Wirkstoffen kann der Trank seine bewusstseinserweiternde Wirkung ausüben und Visionen auslösen.

Die Kultur der Ayahuasca-Menschen

„Dort, in den Welten der Götter,
werde ich euch lehren.
Wo die Welt mit Musterstreifen verziert ist …"
Ayahuasca-Lied der Shipibo
(Illius 1991: 313)

Der Ayahuasca-Schamanismus wird bis heute von den Shipibo-Indianern gepflegt und als kostbares Erbe altindianischer Weisheit gehütet. Die Shipibo-Conibo siedeln im peruanischen Ucayali-Gebiet. Das friedliche Volk umfasst etwa 28000 Menschen. Sie leben vom Fischen, Jagen, Sammeln und vom Feldbau. Sie kultivieren Maniok, Mais, Bananen und verschiedene Knollengewächse. Die Männer ziehen auf die Jagd in die unendlichen Weiten des Amazonas-Regenwaldes oder fischen von ihren wendigen Einbäumen. Kunsthandwerk – wie töpfern, weben und Stoffe mit Mustern versehen – ist reine Frauensache.

Alle materiellen Kulturgüter werden von den Frauen mit den sogenannten *quené* verziert. Die *quené* sind charakteristische Muster, die auf vereinfachte Weise die unter Ayahuasca-Einfluss sichtbaren geometrischen und graphischen Strukturen, Energielinien und psychedelischen Muster andeuten. Die *quené* sind aber mehr als nur Zierde oder Ornamentierung; sie stellen ein Kommunikationssystem, eine Art Schrift als Medium mit der anderen Wirklichkeit dar. So lernen die Schamanen von den Tieren des Waldes, z.B. vom Kolibri, die Bedeutungen der Muster. Der Kolibri *(pino ehua)* gilt als besonders begabter Maler und Bote aus der „wahren Wirklichkeit"; er zieht die Muster mit seinem Schnabel:

> *„Die Kolibris haben Muster,*
> *die goldenen Kolibris haben Muster,*
> *an den Spitzen ihrer Schnäbel haben sie Muster.*
> *Damit lasse ich sie den Körper reinigen.*
> *Eine mächtige Blüte!*
> *Eine mächtige Ayahuasca-Blüte."*
> (Ayahuasca-Gesang, n. ILLIUS 1991: 61)

Der Kolibri ist ein wichtiger Lehrer der Schamanen und Künstlerinnen:

„Im Kern ist die Shipibo-Conibo-Therapie eine Sache der Anwendung eines visionären Designs in Verbindung mit der Wiederherstellung der Aura. Da sich alle Individuen seit der frühen Kindheit therapeutischer Behandlung unterziehen, kann man davon ausgehen, dass sich jede Person mit den Design-Mustern durchtränkt fühlt. Die Muster sind dauerhaft und bleiben sogar nach dem Tod bei der Seele einer Person und helfen ihr, sich als Shipibo-Conibo in der anderen Welt zu identifizieren." (GEBHART-SAYER 1985: 144f.)

Die geistige und materielle Kultur der Shipibo ist total von Ayahuasca geprägt bzw. durchtränkt. Ihre Gesänge handeln von den Erfahrungen unter Ayahuasca-Einfluss. Ihre Kunst ist ein ständiger Versuch, das durch Ayahuasca Geschaute graphisch mitzuteilen; es somit in den Alltag, in die Alltags-Wirklichkeit hinüberzubringen, ja, den Alltag mit der visionären Ayahuasca-Welt zu erfüllen und zu bereichern. Und das seit alters her: „Gute *quené* zu besitzen, bedeutet, Shipibo-Conibo zu sein." (ILLIUS 1991: 172)

Die Shipibo sind echte „Ayahuasca-Menschen". Als ich Alberto, einen älteren Schamanen in dem Ort San Francisco (an der Laguna Yarinacocha) nach der Religion der Shipibo fragte, sah er mich mit erstauntem Lächeln an und antwortete: „Religion? Wir haben keine Religion; wir trinken Ayahuasca." Das heißt, die Shipibo verzichten auf Priester, die Gottes Wort verkünden und teuer verkaufen. Stattdessen trinken sie ihren heiligen Trank und erfahren die Göttlichkeit des Waldes, des Wassers, der Sterne, der Pflanzen, Tiere und Menschen. Das Trinken von Ayahuasca stellt die eigentliche Therapie dar. Wenn man Ayahuasca trinkt, wird man direkt ins Herz der Dinge geführt und vom Geist des Waldes empfangen. Von ihm erhält man Wissen, Gesundheit und Liebe.

Zur Heilung einer Krankheit müssen immer sowohl der Körper als auch der Geist behandelt werden. Dafür gilt den Shipibo der geheimnisvolle Ayahuasca-Trank als ideale Medizin. Ayahuasca hat zum einen eine extrem starke psychoaktive Wirkung auf den Geist bzw. das Bewusstsein, welche sich in fantastischen Visionen und magischen Reisen in andere Welten ausdrückt. Andererseits wird der Körper durch den bitteren, adstringierenden (zusammenziehenden) Trank derart in Aufruhr versetzt, dass sich die Organe durch heftiges Erbrechen und plötzliche Durchfälle von allen Krankheitskeimen befreien. Ayahuasca ist kein Hausmittel, es ist das mächtigste Instrument im traditionellen Schamanismus der Amazonas-

Indianer. Ayahuasca ist keine „sanfte Medizin"; Ayahuasca ist drastisch und extrem: knallharte Pharmakologie.

Für die Shipibo-Schamanen ist Ayahuasca oder moca, jene „bittere Brühe", untrennbar mit dem Regenwald verbunden, der Trank gilt als „Essenz des Waldes". Durch die Kraft der Ayahuasca sieht der Schamane die Geistwesen *(yoshinbo)* oder „Pflanzenmütter", die in den Pflanzen und Tieren des Waldes gegenwärtig sind. Mit ihnen kommuniziert er, von ihnen erhält er das Wissen um ihr innerstes Wesen. Er lernt so die Bedeutung jedes einzelnen Tieres, jeder einzelnen Pflanze versteht, warum jede Art ihren notwendigen Platz im „Kreis des Lebendigen" hat. Von den Baumgeistern kann man auch Gesänge empfangen oder erlernen. Es gehört zu den kulturell geförderten Zielen, dass man als Individuum bei einer Ayahuasca-Zeremonie einen eigenen, ganz persönlichen Gesang empfängt, der einem bei späteren Ritualen Kraft verleiht und die Zentriertheit fördert, sowie die Visionen strukturiert und deutlicher erscheinen lässt.

Besonders wichtig für die Reise in das Land der Visionen ist der *shono*, der Weltenbaum, bei den Shipibo meist als *Lupuna* gedeutet, der höchste Dschungelriese (bis 50 m hoch).[3] Wenn der Schamane auf die Reise geht, sieht er eine Treppe, die am Stamm des Weltenbaumes hochläuft. Er schreitet auf ihr durch den Baum hindurch in die heilige Welt des Waldes oder auch durch den hohlen Stamm in das Totenreich acuron.

---

[3] In Amazonien werden verschiedene Bäume volkstümlich *lupuna* genannt; bei den Shipibo wird meist *Chorisia speciosa* als *shono* bzw. *lupuna* bezeichnet (Illius 1991: 243).

Durch den Stamm des Weltenbaumes erreicht er ebenfalls die Dörfer der Himmelsgeister, und schließlich die Spitze des Universums. Als besonders gefährlich gilt die Reise zu der jenseitigen Welt *acuron*, die von einer riesigen Anaconda beherrscht wird. Der Eingang wird von einem gewaltigen Stachelrochen, *ihui*, gebildet. Der große Süßwasserfisch liegt über einer Mulde, die mit kostbaren Edelsteinen und Gold gefüllt ist. Wenn der reisende Schamane *acuron* betreten will, muss er sich zum einen vor dem Maul des Stachelrochens schützen, zum anderen sich nicht von den verlockenden Reichtümern versuchen lassen. Das finstere Reich *acuron* ist der Ort, an den das Traum-Ego *(caya)* schlafender Menschen reist. Manchmal bleibt es dort gefangen; bei einem derartigen Verlust wird der betroffene Mensch krank. Dann muss der Schamane – natürlich mit Hilfe von Ayahuasca – ebenfalls dorthin reisen und das Seelenteil zurückerobern. Dazu erhält der Schamane von der Ayahuasca das „Nacht-Licht"; es bringt Helligkeit in die Dunkelheit, es befähigt den Schamanen, in der Finsternis zu sehen und zu handeln.

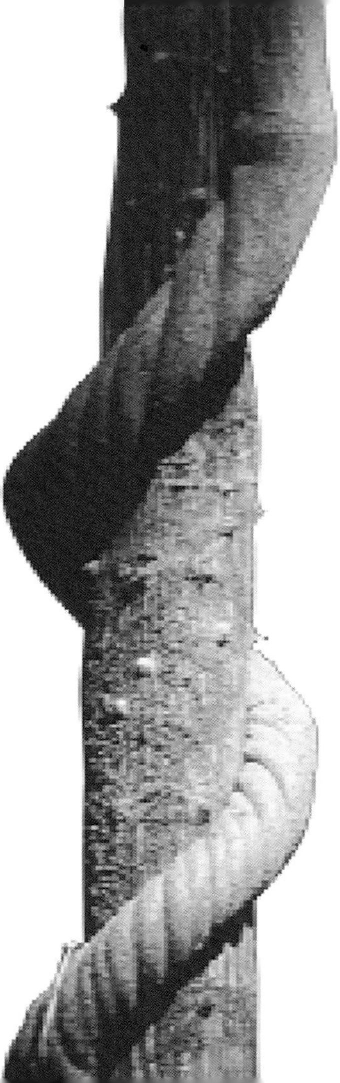

Heilen mit Ayahuasca

„Ayahuasca ist ein Auflöser von Problemen."
Don Agustín Rivas
(in einem Radiointerview, Österreichischer Rundfunk, 6/94)

Die Shipibo-Schamanen verlassen sich vollständig auf ihren Ayahuasca-Trank. Er hat sich über undenkliche Zeiten bewährt. Noch niemals ist irgendjemandem ein echtes Leid durch seinen Genuss widerfahren. Ayahuasca ist der eigentliche Heiler; der Schamane bietet lediglich seine Hilfestellung an. Der Schamane strukturiert das nächtliche Ritual (Vollmondnächte gelten als besonders „stark"). Er inszeniert die kollektive Reise in die andere Welt. Die Teilnehmer bilden einen Kreis, meist im Freien auf einem Rasen oder einer Lichtung, manchmal unter einem Dach, seltener in einem Haus. Der Schamane teilt jedem Teilnehmer eine angemessene Dosis zu, nachdem er den Trank mit Gebeten und Tabakrauch geweiht hat. Er trinkt selbst Ayahuasca und bietet auch seinen Gehilfen und Sängern ordentliche Portionen an. Die Schamanen müssen Ayahuasca zu sich nehmen, um wirklich sehen zu können, was mit den Teilnehmern bzw. Patienten los ist. Wenn alle ihre Dosis eingenommen haben, geht der Schamane oder der Sänger mit einer Tabakspfeife, gestopft mit dem einheimischen nikotinreichen Mapacho-Tabak, im Kreis herum und bläst jedem Teilnehmer eine Rauchwolke auf den Kopf. Dadurch soll die Trennung zwischen den Welten durchlässig gemacht und der Teilnehmer von negativen Energien befreit werden.

Wer Ayahuasca trinken will, muss die eigene Verantwortung übernehmen. D.h. er muss sich aus freien Stücken der rituellen Behandlung anvertrauen. Er muss begreifen, dass er in Bezug auf seine Leiden und Krankheiten ebenfalls Selbstverantwortung übernehmen muss. Der Kranke ist es, der zu handeln hat, nicht der Schamane. Der Ayahuasca-Schamane hilft dem Kranken, wenn er es für nötig hält. Der Schamane überlässt es aber seinem Patienten, mit Hilfe der eigenen Visionen sein Problem zu erkennen. Ayahuasca ist ein Mittel zur Selbsterkenntnis; ebenso wie ein Zugang zum Jenseits: „Menschen, die Ayahuasca, Tabak oder andere Pflanzen konsumieren, gewinnen Einfluss auf die Geister des Jenseits, z.B. auf die schwarzen Schatten Verstorbener, auf tausendjährige Geister oder auch auf boshafte Naturgeister. Die magische Welt der Shipibo-Conibo kennt eine Vielzahl halbgöttlicher guter und schlechter Geister. Die guten bekämpfen die Krankheiten und Schäden, die von den schlechten verursacht werden."

Der Shipibo-Schamane benutzt während seiner Zeremonie als wichtigstes Werkzeug seiner Kunst bestimmte Gesänge *(huehua)* und gepfiffene Melodien.[4]

---

[4] Siehe dazu Bellier 1986, Katz & Dobkin de Rios 1971, Luna 1992; spezielle Musik (Trommeln, Obertongesänge, Techno/Psychedelic Trance, Acid Rock usw.) wird weltweit zur Vertiefung der visionären Erfahrung eingesetzt.

Sie strukturieren die psychedelische Erfahrung der Teilnehmer.

Bei den Shipibo werden gewöhnlich drei Gesänge[5], die vor allem der Erzeugung und Nutzung von Obertönen dienen, vorgetragen. Der erste Gesang öffnet die Tore zur visionären Welt:

> *„Die Welt des Lichts öffnet sich.*
> *Dort habe ich Freunde.*
> *Ich lasse euch heilen ..."*
> (ILLIUS 1991: 319f.)

Der zweite Gesang bewirkt Erbrechen, Durchfall und allgemeine Katharsis. Dieser Gesang ist therapeutisch am wichtigsten, er dient der Reinigung von Körper und Geist. Das Erbrechen wird vor allem durch messerscharfe Obertöne stimuliert.

Der dritte Gesang führt die Teilnehmer zu sich selbst zurück, zurück in die „normale", „gewohnte" Welt. Haben noch einige Teilnehmer an dem Ritual Probleme, werden sie gesondert behandelt, meist besungen oder mit ätherischen Ölen oder billigen Parfüms bestäubt.

Aber in komplizierten Behandlungsfällen bittet der Schamane den Pflanzengeist, die Krankheit zu bekämpfen. Hierfür sind gewisse Vorleistungen an den Pflanzengeist erforderlich,

---

[5] Diese Gesänge heißen bei den urbanen Mestizo-Ayahuasqueros *icaros*. Die Shipibo benutzen dieses Wort nicht gerne, denn ihre Gesänge sind vollkommen anders als die europäisch beeinflussten Lieder der Mestizen (LUNA 1992).

spezielle Regeln zu beachten: z.B. Verzicht auf Geschlechtsverkehr, auf Essen und Trinken (Abstinenz von Salz und Chilipfeffer), sich während der Behandlung zurückziehen, um nicht gesehen zu werden, ebenso wie beim Sammeln oder bei der Verehrung der Pflanze".

„Noch existiert die zeremonielle Praxis, insbesondere mit Ayahuasca, aber auch mit *Toe* [*canachiari* auf Shipibo = Engelstrompete; *Brugmansia suaveolens*]. Tabak [rome = *Nicotiana tabacum*] ist ein weiterer Bestandteil von Mischungen aus Meisterpflanzen, der hilft, die Wirkung zu beschleunigen. Diese Meisterpflanzen helfen dem Erkrankten, positive Energien zurückzugewinnen und von physischen und psychischen Krankheiten geheilt zu werden. Der geistige Teil der Meisterpflanzen spielt hierbei eine besondere Rolle." (ARÉVALO 1989: 181)[6]

Die Schamanen des amazonischen Regenwaldes haben über die Jahrhunderte oder Jahrtausende hinweg zahlreiche Pflanzen mit stark pharmakologischen Wirkungen mit Hilfe der Ayahuasca entdeckt und oft sehr erfolgreich eingesetzt. Bei der Behandlung von Patienten mit bestimmten Krankheiten wird die Ayahuasca für den Kranken mit einer für ihn geeigneten Heilpflanze zubereitet. Im Ritual tritt der Patient nicht nur dem Geist des Waldes gegenüber, zusätzlich zu der Katharsis wird sein Körper von dem Heilkraut durchspült. Es

---

[6] Auch westliche Psychiater und Psychotherapeuten haben begonnen, Ayahuasca – nach mehr oder weniger indianischem Modell – therapeutisch zu nutzen, u.a. bei Suchtkrankheiten (CALLAWAY 1995, WEISKOPF 1995).

heißt, der Ayahuasca-Trank würde zudem die Heilwirkung der hinzugefügten Pflanzen potenzieren.[7]

Die Heilkraft des Ayahuasca liegt wahrscheinlich in der Offenbarung der visionären Welt und der damit verbundenen Schau vom Ursprung der eigenen Kultur.

Ayahuasca übt zunehmend eine starke Faszination aus. Menschen verschiedenster Herkunft, Profession und Weltanschauung können vom Zaubertrank der peruanischen Schamanen profitieren: „In Peru gibt es viele Intellektuelle, die Ayahuasca angewendet haben, um sich künstlerisch inspirieren zu lassen, und im Ausland gibt es Psychiater und Chirurgen, die diese Pflanze anwenden, um den Erfolg ihrer Operationen zu sichern. Heute werden auf der ganzen Welt Forschungen durchgeführt, um mehr über dieses erstaunliche Halluzinogen, das man Ayahuasca nennt, zu erfahren." (RIVAS 1989: 183)

---

[7] vgl. ARÉVALO 1994, BIANCHI & SAMORINI 1993, LIGON 1998, MCKENNA et al. 1995, OTT 1995, RÄTSCH 1997a.

Ayahuasca-Ritualstruktur der Shipibo

Vorbereitung

Kochen der Ayahuasca *(moca jene, rau)*
Wahl des Ortes und des Zeitpunktes

1. Phase Die Reise in die visionäre Welt

Ansprache des Schamanen (*nishi sheamis*, „Ayahuasca-Trinker")
Gebet an die „Meister-Pflanzen" *(plantas maestras)* des Ortes
Weihe der Ayahuasca mit Worten und Tabakrauch
Verteilung der Ayahuasca-Dosen
Beblasen der Teilnehmer mit Tabakrauch
Singen des ersten Ayahuasca-Liedes *(huehua)*
ggf. Behandlung mit Duftstoffen (Aroma-Therapie)
Diagnose mit „Röntgenblick"

2. Phase Katharsis (Reinigung)

Singen des zweiten Ayahuasca-Liedes
Auslösen von Erbrechen
Ggf. Einzelbehandlungen mit speziellen Heilgesängen
Extraktion von Krankheitsursachen (*chonta*-Pfeile etc.)
Eingriff des Schamanen in psychische Strukturen
[durch seine schamanische Heilkraft *(ani shinan)*]
Tabakrauch-Therapie
Ggf. Empfang eines eigenen persönlichen Ayahuascagesanges

3. Phase Rückkehr in die sichtbare Welt

Singen des dritten Ayahuasca-Liedes
Ggf. Behandlung mit Duftstoffen (Aroma-Therapie)
Beendigung des Rituals

Nachbesprechung am nächsten Vormittag

Folgezeit

(Künstlerische) Umsetzung der Visionen (mit *quené*-Mustern)

Literatur

ANDRITZKY, Walter

1989 „Ethnopsychologische Betrachtung des Heilrituals mit Ayahuasca *(Banisteriopsis caapi)* unter besonderer Berücksichtigung der Piros (Ostperu)", *Anthropos* 84: 177-201.

1995 „Sakrale Heilpflanze, Kreativität und Kultur: indigene Malerei, Gold- und Keramikkunst in Peru und Kolumbien", *Curare* 18(2): 373-393.

BELLIER, J.

1986 „Los cantos Mai Huna del *yajé* (Amazonía Peruana)", *América Indígena* 46: 129-145.

BIANCHI, Antonio & Giorgio SAMORINI

1993 „Plants in Association with Ayahuasca", *Jahrbuch für Ethnomedizin und Bewußtseinsforschung* 2: 21-42, Berlin: VWB.

CALLAWAY, James

1995 „*Pharmahuasca* and Contemporary Ethnopharmacology", *Curare* 18(2): 395-398.

DELTGEN, Florian

1993 *Gelenkte Ekstase.* Stuttgart: Franz Steiner Verlag.

DESCOLA, Philippe

1996 *Leben und Sterben in Amazonien: Bei den Jivaro-Indianern.* Stuttgart: Klett-Cotta.

DOBKIN DE RIOS, Marlene

1970 „A Note on the Use of Ayahuasca Among Urban Mestizo Populations in the Peruvian Amazon", *American Anthropologist* 72(6): 1419-1422.

1972 *Visionary Vine.* San Francisco: Chandler.

1981 „Socio-Economic Characteristics of an Amazon Urban Healer's Clientele", *Social Sciences and Medicine* 15B: 51-63.

1989 „A Modern-Day Shamanistic Healer in the Peruvian Amazon: Pharmacopoeia and Trance", *Journal of Psychoactive Drugs* 21(1): 91-99.

1992 *Amazon Healer: The Life and Times of an Urban Shaman.* Bridport, Dorset: Prism Press.

GEBHART-SAYER, Angelika

1985 „The Geometric Designs of the Shipibo-Conibo in Ritual Context", *Journal of Latin American Lore* 11: 143-175.

1987 *Die Spitze des Bewußtseins: Untersuchungen zu Weltbild und Kunst der Shipibo-Conibo.* Hohenschäftlarn: Klaus Renner Verlag.

GOTTWALD, Franz-Theo & Christian RÄTSCH (Hg.)

1998 *Schamanische Wissenschaften.* München: Diederichs.

ILLIUS, Bruno

1991 *Ani Shinan: Schamanismus bei den Shipibo-Conibo (Ost-Peru).* Münster, Hamburg: Lit Verlag (Ethnologische Studien Bd. 12).

KATZ, Fred & Marlene DOBKIN DE RIOS

1971 „Hallucinogenic Music: An Analysis of the Role of Whistling in Peruvian Ayahuasca Healing Sessions", *Journal of American Folklore* 84(333): 320-327.

LATHRAP, D.W., Angelika GEBHART-SAYER & A.M. MESTER

1985 „The Roots of the Shipibo Art Style: Three Waves on Imiríacocha or there Were 'Incas' Before the Incas", *Journal of Latin American Lore* 11: 31-119.

LIGON, Linda

1998 „Healing in the Amazon", *Herbs for Health* March/April '98: 57-61.

LUNA, Luis Eduardo

1984 „The Healing Practices of a Peruvian Shaman", *Journal of Ethnopharmacology* 11(2): 123-133.

1985 „Das Konzept der 'Pflanzen als Lehrer' bei vier Mestizo Schamanen in Iquitos, Nord-ost-Peru", *Curare*, Sonderband (Ethnobotanik) 3/85: 178-192.

1986 *Vegetalismo: Shamanism Among the Mestizo Population of the Peruvian Amazon.* Stockholm: Almqvist & Wiskell Internationl.

1991 „Plant Spirits in Ayahuasca Visions by Peruvian Painter, Pablo Amaringo: An Iconographic Analysis", *Integration* 1: 18-29.

1992 „Icaros: The Magic Melodies among the Mestizo Shamans of the Peruvian Amazon" in: E. Jean M. LANGDON & Gerhard BAER (Hg.), *Portals of Power: Shamanism in South America*, S. 231-253, Albuquerque: University of New Mexico Press.

LUNA, Luis Eduardo & Pablo AMARINGO

1991 *Ayahuasca Visions.* Berkeley: North Atlantic Books.

MCKENNA, Dennis J., Luis Eduardo LUNA & G. N. TOWERS

1995 „Biodynamic Constituents in Ayahuasca Admixture Plants: An Uninvestigated Folk Pharmacopeia" in: Richard Evans SCHULTES & Siri VON REIS (Hg.), *Ethnobotany: Evolution of a Discipline*, S. 349-361, Portland, Oregon: Dioscorides Press.

MCKENNA, Terence

1993 „Bei den Ayahuasqueros" in: Ch. RÄTSCH (Hg.), *Das Tor zu inneren Räumen*, S. 105-139, Südergellersen: Verlag Bruno Martin.

OTT, Jonathan

[1995] *Ayahuasca Analoge: Pangæische Entheogene.* Löhrbach: Werner Pieper's MedienXperimente (Edition Rauschkunde).

1995 „Ayahuasca – Ethnobotany, Phytochemistry and Human Pharmacology", *Integration* 5: 73-97.

RÄTSCH, Christian

1994 „Ayahuasca: Der Zaubertrank", *Geo Special: Amazonien* 5/94: 62-65.

1997 „Ayahuasca, der Schamanentrunk von Amazonien", *Naturheilpraxis* 50(10): 1581-1585.

1997 *Medizin aus dem Regenwald.* Neckarsulm: Natura Med & Hampp.

1998 *Enzyklopädie der psychoaktiven Pflanzen.* Aarau: AT Verlag.

REICHEL-DOLMATOFF, Gerardo

1996 *Das schamanische Universum.* München: Diederichs.

RIVAS, Augustin

1989 „Meisterpflanze Ayahuasca" in: Ch. KOBAU (Hg.), *Amazonas: Mae Mañota*, S.182-183, Graz: Leykam.

ROQUERO, Ana & Antón LAGUNA ROQUERO

1997 „Schwarz und Ziegelrot: Gerbstoffe in der Färbekunst Europas und Südamerikas", *Kultur & Technik* 2/97: 50-57.

WEISKOPF, Jimmy

1995 „From Agony to Ecstasy: The Transformative Spirit of *Yagé*", *Shaman's Drum* Fall/95: 41-47.

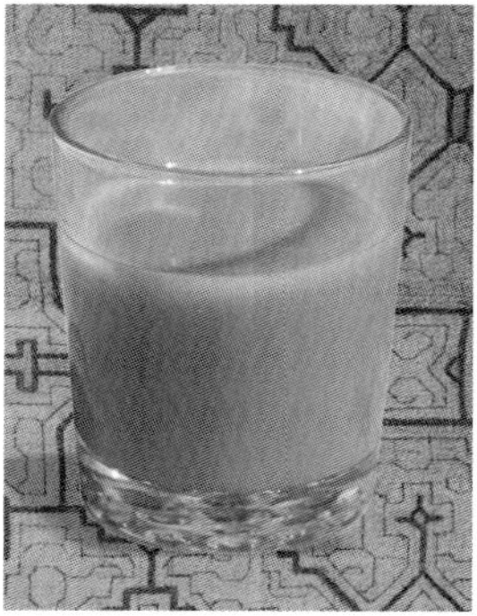

Der eingekochte Ayahuasca-Trank hat eine braune Farbe und schmeckt bitter und adstringierend. Man hat das Gefühl, die Essenz des Waldes zu trinken.

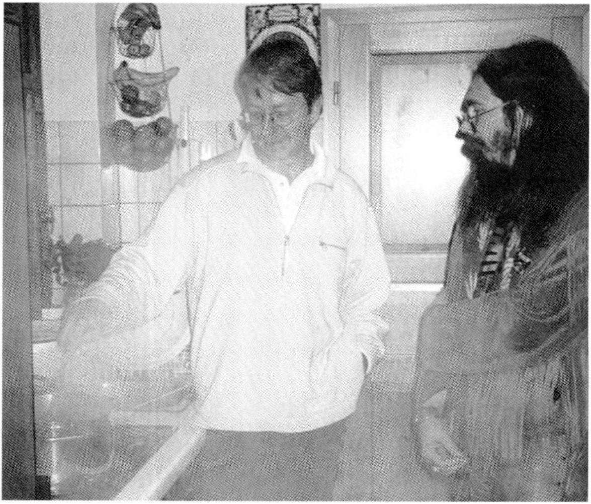

Alan Shoemaker kocht Ayahuasca.

Alan Shoemaker

Begegnung mit einem Siona-Ayahuasquero in Kolumbien

Tief im kolumbianischen Amazonasgebiet lebt an den schlammigen Ufern des Putumayo-Flusses ein alter Heiler, der sich um sein kleines Dörfchen und die dort vorkommenden Krankheiten mit Hilfe von Ayahuasca-Ritualen kümmert, die er seit sechzig Jahren mindestens einmal pro Woche durchführt. Alan Shoemaker begegnete ihm und den Pflanzengeistern.

Wie auch andere heilige Kraftpflanzen erweitert Ayahuasca die Wahrnehmung und öffnet die Tür zur spirituellen Ebene des Daseins. Diese Arten von Medizin bringen auch eine spezifische Heilwirkung hervor, welche körperliche Krankheiten lindert und von psychologischen Zwängen der Vergangenheit befreit. Dazu zählen auch eingefahrene Gewohnheiten und Reaktionsweisen, die schon seit längerem nutzlos geworden sind. Wenn wir uns davon befreien, können wir unserem Weg folgen und uns weiterentwickeln. Das geht auf zeremonielle Weise unter der Leitung eines erfahrenen Heilers vonstatten, der die zahlreichen Geister kontrolliert, die durch die Beschwörungen der Icaros herbeigerufen werden, den magischen Melodien, die ihm buchstäblich von den „Pflanzengeistern" beigebracht wurden.

Meine Reise in diese spirituelle und medizinische Erfahrungswelt begann in Quito, Ecuador, als ich mit fünf nach Schamanen suchenden Gringos das Geld zusammenkratzte und mich nach Kolumbien aufmachte. Wir waren auf der Suche nach dem Rio Putumayo, um über ihn in das Amazonas-Gebiet einzudringen. Diesen Fluss macht die Drogenschmuggel-Industrie gefährlich durch Kidnapping und andere mysteriöse Fälle von verschwundenen Nenschen. Nichtsdestotrotz war dieser Fluss von Ecuador aus der einzige mögliche Zugang zum Amazonas.

Wir waren drei Tage mit dem Bus unterwegs, inhalierten Staub und Rauchschwaden und wurden alle 160 km von der kolumbianischen Polizei nach Drogen durchsucht. An den Quellflüssen des Putumayo fanden wir ein Zimmer in der brodelnden Cowboy-Stadt von Puerto Asis, wo Motorräder wie Pferde vor Saloons an staubigen Straßenrändern aufgereiht standen. Unsere Hotelbalkone boten uns Plätze in der ersten Reihe mit Blick auf Straßenschießereien.

Zwei Wochen tagelanger Suchaktionen waren nötig, bis wir endlich einen fünfzehn Meter langen Einbaum und einen Motor von vierzig PS gefunden hatten, welche für unsere Reise geeignet waren. Wir rüsteten das Boot mit geschwungenen Haltestützen aus, die wir aus Abfall herstellten, und befestigten daran ein Schutzsegel aus schwarzem Plastik. Außerdem kauften wir Proviant für einen Monat, das nötige Benzin und Werkzeuge für den Motor.

Über einen schmalen Nebenfluss des Rio Putumayo tuckerten wir bei einer Geschwindigkeit von zügigen 17 km/h aus Puerto Asis. Wir waren auf der Suche nach einem Schamanen und wir waren auf diesen Einbaum angewiesen, der uns bis nach La Chorrera, in Kolumbien, an den Ufern des Igara-Parana-Flusses gelegen, bringen musste. Endlich landeten wir bei einer winzigen Siona-Siedlung, wo uns einige der Bewohner begrüßten.

Wir erkundigten uns nach ihrem Heiler.

„Ja, Señor. Aber Sie können ihn heute nicht sehen. Er ist betrunken." „Wir möchten ihn aber dennoch gerne sehen", antwortete ich.

Nachdem wir einen der Dorfbewohner gebeten hatten, sich um unseren Einbaum zu kümmern, erklomm ich die Stufen zur palmblattgedeckten Hütte des Schamanen, die zum Schutz vor Hochwasser und wilden Tieren auf dreieinhalb Meter hohen Stelzen stand. Ich stieß die Tür auf, hielt einen Augenblick inne. Dann vernahm ich den reichlich angetrunkenen Ruf „Jaguar!" Als ich in den Raum schlüpfte, erkannte ich eine Gruppe von Männern, die mich gespannt ansahen.

Ein alter Mann, offensichtlich ihr Schamane, saß auf einem kleinen Stuhl in der Nähe eines unverglasten Fensters, durch welches man den Ort überblickte. Ein sekundenlanger Blick auf ihn – und alle meine Vorstellungen von einem ehrwürdigen Schamanen, nach dem Muster „heiliger Mann" hatten sich in den faltenreichen Vertiefungen seines Gesichtes verflüchtigt. Es war noch früh genug, also beauftragte er uns, ihm noch einen halben Liter Aguardiente zu besorgen, einen hochprozentigen Alkohol, der aus Zuckerrohr hergestellt wird. Er kippte den Schnaps zügig runter und willigte dann ein, einen Ayahuasca-Trank herzustellen und noch am selben Tag ein Ritual für uns auszurichten.

„Seid ihr nicht hungrig?“, fragte er uns. „Meine Frau wird Hühnersuppe machen und dann werden wir zum *Tambo* gehen und Ayahuasca trinken“. Ein *Tambo* ist ein pavillonartiger Bau mit Dach, aber ohne Wände.

„Sollten wir nicht lieber den ganzen Tag fasten?“, fragte ich ihn, und dabei gingen mir die Regeln durch den Kopf, die mir mein Lehrer aus Ecuador eingeprägt hatte.

„Ach woher. Ihr werdet mich hier später treffen.“

Wir trafen um sechs Uhr am Abend bei ihm ein. Ich löffelte zwei Schalen Suppe. In meinem Kopf existierten lediglich schwache Anflüge von Gedanken an die möglichen Auswirkungen, die es haben könnte, wenn ich die vor einem Ritual angemessene Diät – die mir angeraten worden war – nicht befolgte. Nach dem Essen griffen wir nach unseren Taschenlampen, Moskitonetzen und Hängematten und folgten ihm auf einem schlammigen Pfad einen Kilometer in den Dschungel zu seinem Tambo, einer Ritualhütte, in welcher seit dem frühen Nachmittag Ayahuasca vor sich hin köchelte.

„Hat sie denn schon lange genug gekocht?“, fragte ich.

„Mehr als genug“, antwortete er.

Man hatte mir beigebracht, dass Ayahuasca mindestens acht Stunden kochen muss. Was aber wusste ich schon? Dies war der Dschungel und ich beschloss, mich dem Fluss anzuvertrauen und diese Medizin vorbehaltlos entgegenzunehmen, so wie ich von seiner Frau die zwei Schalen Suppe angenommen hatte. Respektvoll vor dem Schamanen knieend, trank ich meine allererste Tasse der noch warmen Ayahuasca und brachte eine Art Trinkspruch an, auf das Ritual und all die darin verborgenen spirituellen Möglichkeiten. Der

Geschmack war so ekelhaft, dass der Schamane jedem von uns nach dem Trinken ein Stück Zuckerrohr zum Kauen in die Hand drückte und uns aufforderte, daran zu lutschen, um den Geschmack zu vertreiben. Ich erinnerte mich an die vorangegangenen Unterweisungen meines Lehrers: „Kein Zucker in jeglicher Form nach dem Genuss einer heiligen Pflanze". Nun aber war ich im Dschungel dieses Schamanen und ich folgte dankbar seinen Instruktionen.

Eine Stunde verging. Ich fühlte keine Wirkung. Ich lauschte neugierig den kakophon hervorbrechenden Lauten außerhalb des *Tambos*. Der alte Ayahuasquero erhob sich aus seiner Hängematte, ohne auch nur einen einzigen Icaro gesungen zu haben. Er zog offensichtlich den vibrierenden Sound seiner Harmonica vor. Er schüttelte sie an seinem Handrücken aus, um reichlich Spucke auszuklopfen.

Er schlenderte zu seinem Topf mit der Medizin, nahm die Tasse, mit der er sie dosierte und reichte mir – nachdem er mich einen Moment lang studiert hatte – eine zweite Tasse. Er mutmaßte, dass ich irgendeine Blockade gegenüber der ersten Dosis aufgebaut hatte. Es blieb mir nichts anderes übrig, als meinem Instinkt zu vertrauen und dieses widerwärtige Gebräu, trotz meines Widerwillens, in mich hineinzuschütten. Gern nahm ich sein Angebot an, noch einmal am Zuckerrohr zu kauen.

Die Sterne glitzerten unter einem Halbmond und mit geschärfter Wahrnehmung lauschte ich der Symphonie der Dschungelmusik, welche sich mit den vielstimmigen Tönen des Icaros überlagerte, die dieser barsche alte Heiler der Mundharmonika entlockte. Seit meiner ersten Tasse waren anderthalb

Stunden vergangen. Ich räusperte mich gerade, als ein Schwall aus den Tiefen meines Magens mit solcher Macht nach oben drängte, dass ich – beide Hände an den Mund gepresst – aus dem *Tambo* stürzte. Kaum hatte ich die Hände weggerissen, schoss in hohem Bogen, immer wieder von neuem, ein unbezwingbarer Strom von Flüssigkeit aus mir heraus.

Als ich endlich ausgekotzt hatte, richtete ich mich langsam auf und erkannte vor mir das Unglaublichste, das ich jemals erblickt hatte: Alle Dschungelpflanzen im halbkreisförmigen Blickfeld vor mir hatten sich in einheimische Geistwesen verwandelt. Die ganz kleinen Pflanzen, etwas links vor mir, erschienen als Geistwesen der hiesigen Kinder, und im außerhalb liegenden Zentrum dieses Halbkreises waren die großen Büsche zu Stammesgeistern von etwa vier Meter achtzig geworden. Sie waren prächtig in lange Gewänder mit einem gefleckten Muster in Grün-, Pastell- und Weißtönen gekleidet und mit Arm- und Kopfbändern geschmückt. Besonders fielen mir die Kragen auf, die nach Nehru-Art geschnitten waren, was mir recht merkwürdig vorkam.

Halluzinierte ich? War dies eine Vision? Während mein Bewusstsein verschiedene Möglichkeiten austestete, liefen mir kalte Schauer über den Rücken. Im selben Moment breitete die ganze Gruppe von acht Geistwesen die Arme zu einem Willkommensgruß aus und begann meinen Namen zu singen. „Alan, Alan, Alan, Alan, Alan“, sangen die Sopran- und Altstimmen der Frauen und Kinder und die tiefen Bassstimmen der Männer in einem fort.

Tränen rannen mir die Wangen hinunter. Ich nickte respektvoll und nahm diese Amazonas-Vision in mich auf. Zehn

Minuten verbrachte ich in staunender Verwunderung. Dann fand ich meine Sprache wieder und dankte ihnen für das, was sie mir gezeigt hatten. Ich bedeutete den Pflanzengeistern, dass ich zum Ritualkreis im *Tambo* zurückkehren müsse und versprach ihnen, dass ich niemals vergessen würde, was sie mir offenbart hatten.

Ich dachte bei mir: „Ist das Curanderismo? Sind dies buchstäblich die Geister der Pflanzen? Sind sie es, die für dich heilen?" Zu viele Dinge gingen mir im Kopf herum, aber alles musste bis morgen früh warten. Als ich zum Ritualplatz zurückging, überraschten mich die durch und durch lebendigen Bilder von Jaguaren und Boas, die aus dem Nichts hervorkamen und sich mir grimmig, im Abstand von wenigen Zentimetern, in den Weg stellten. Ich konnte jeden einzelnen Zahn erkennen, die Zunge, und tief in den Schlund hineinsehen. Ich entschied mich dafür, meinen Unglauben zurückzustellen und dies als seltsame Mutprobe zu betrachten. Welche Wahl hatte ich? Dies war jenseits meiner Kontrolle. Die nächsten drei Stunden bombardierten mich ähnliche Visionen. Als die Wirkung des Gebräus des Ayahuasqueros nachließ, verflüchtigten sie sich schließlich.

Unbeholfen stiegen wir in unsere Hängematten, während sich die Gedanken noch immer drehten, die Visionen sich allmählich auflösten, und fielen schließlich in Schlaf. Mit dem ersten Morgenlicht erwachte ich. Nachdem jeder von uns langsam aufgestanden war, suchten wir unsere Habseligkeiten zusammen und kehrten zurück ins Dorf, zum Haus des Heilers.

Thea, eine von meinen Bootsgenossen, erzählte mir vom Sohn des Heilers, der mit uns Ayahuasca getrunken hatte. Er hatte sie am Flussufer getroffen, wohin sie gegangen war, um sich zu erleichtern. Er versperrte ihr den Weg, als sie zurückging, und legte seine Hände auf ihre Brüste. Thea fixierte ihn und sagte ruhig: „Nein." Dann kehrte sie zum Ritualplatz zurück, noch immer unter dem mächtigen Einfluss des Trankes. Er folgte ihr und setzte sich in tiefer Trance zwischen uns auf die schmale Plattform.

Thea erzählte: „In der Nacht, als ich mich in einem tiefen, meditativen Zustand befand, fühlte ich, dass er mir als eine Art Sexgeist naherücken wollte." Sie war sich nicht sicher, ob dies tatsächlich so war, fühlte sich aber genötigt, eine Mauer aufzubauen, um ihn fernzuhalten. Ihr war dies wirklich genug erschienen, um es mir gegenüber zu erwähnen. Da es sich aber um Sexualität drehte, war sie sich der Authentizität ihres Gefühles nicht sicher. Während des Ayahuasca-Rausches aber glaubte sie, dass sie ihn in ihre Visionen hätte einbeziehen können, wenn sie es gewollt hätte.

„Die einzige Möglichkeit, darüber Gewissheit zu erlangen, ist, ihn zu fragen", schlug ich vor und realisierte, dass auch ich noch an meinem visionären Geschenk zu arbeiten hatte. Thea war es jedoch zu unbehaglich, um dies in die Tat umzusetzen. Ein paar Tage später aber sagte sie: „Alan, ich wünschte mir, ich wäre deinem Vorschlag gefolgt. Nun werde ich es nie herausfinden." Auch ich dachte, dass ich es nie erfahren würde, denn im Verlauf des nächsten Jahres meiner Studien des Curanderismo war ich mir dessen, was ich in dieser Nacht gesehen hatte, nie völlig sicher.

Der alte Siona-Heiler enthüllte mir freimütig, dass diese Medizin nur aus der Ayahuasca-Liane *(Banisteriopsis caapi), Chacruna (Psychotria viridis)* und einigen wenigen Blättern von *Toé* (*Brugmansia* sp.) bestanden hatte. Ich glaubte ihm, denn die Wirkung der Medizin hatte nur vier Stunden gedauert und ich hatte keine rauhe, ausgetrocknete Kehle, wie sonst, wenn die Ayahuasca überlagert wird von *Toé*.

Wir trafen ihn am Morgen nach der Ayahuasca an und wir beide tauschten unsere Harmonicas: meine bluesartig gestimmte gegen seine vom langen Gebrauch etwas rostig gewordene kolumbianische. Dieses Geschenk hielt ich sehr in Ehren. Er war der erste Schamane, der mir die Legende erzählte, wonach die neuen Curanderos und Heiler Gringos sein würden. Er erzählte mir, wie vor etwas mehr als 500 Jahren die Spanier mit ihren Krankheiten und Kriegswaffen gekommen waren, die Curanderos dezimiert hatten und sie einer 500-jährigen Wartezeit überließen, bevor ein neuer Zyklus aufblühen und seinen Anfang nehmen konnte. Nun war die Zeit gekommen, wie er meinte, doch habe er niemanden finden können, um ihn zu unterrichten. Die Missionare hatten die Mestizos und sogar die eigenen Kinder mit Hilfe von Geschenken, wie Kleidern, Turnschuhen und Penizillin, davon überzeugt, dass die traditionelle Medizin ihrer Großväter nichts als abergläubische Folklore sei. Nun zögen die eigenen Kinder es vor, Pillen zu schlucken und einem Gott zu huldigen, von dem ihre Vorfahren rein gar nichts gewusst hatten. Auch sein Sohn war nicht interessiert daran, in seine Fußstapfen zu treten. Nun aber kämen wir Gringos, wie prophezeit, zurück, um wiederzuentdecken, was sich erhalten hatte und um das, was es noch gab, zu retten, bevor es für immer verloren sein würde.

Don Ramón war ziemlich traurig, dass sich sein Wissen nicht innerhalb des Stammes erhalten würde und er war sich der Bedeutung, mir seine Harmonica zu überlassen, voll und ganz bewusst. Ich würde seine Tradition fortsetzen und dieser neue Curandero werden – der „Gringo-Schamane". So würde sich das von ihm wertgeschätzte alte Wissen in das neue Zeitalter hinüberretten, wovon er immer mal wieder einen Blick erhascht hatte, als es auf dem Putumayo vorüberrauschte.

Es war ein bitter-süßer Abschied, als wir am nächsten Morgen aufbrachen. Ich erklärte ihm, dass ich versuchen würde zurückzukommen. Aber er wusste so gut wie ich, dass es dafür nur eine sehr geringe Wahrscheinlichkeit gab. Doch realisierten wir beide, dass dies zugleich einer der vielen Anfänge dieser 500 Jahre alten Legende war.

Ich hatte wirklichen, erdnahen Schamanismus gesehen und erlebt. Einen Schamanismus, der unberührt von den Konzepten der ersten Welt war und unbelastet von all den Regeln, deren Erlernen mich so viel Zeit gekostet hatte und deren Übertreten mir so schwer gefallen war.

Die folgenden sechs Monate war ich von einem Amazonas-Heiler zum anderen unterwegs, auf der Suche nach einem, der für mich als Lehrer in Frage kam. Die Qualität der Ayahuasca war immer sehr unterschiedlich. Niemals mehr war sie so stark wie die des Siona-Heilers Don Ramón. Beständig nagte die Skepsis an mir und hielt mich davon ab, in den vielen Halluzinationen wirkliche Visionen zu erkennen, wie sie mir in den fünfzig oder sechzig Heilritualen in diesem ersten Jahr zuteil geworden waren. Ich arbeitete mit vielen Geistern, sprach mit ihnen und erlebte ihre Gegenwart. Dennoch fiel es mir schwer, an den Wirklichkeitsgehalt dieser Wahrnehmungsebene zu glauben. Es musste noch ein Jahr vergehen, bis ich dank eines Zufalls davon überzeugt wurde.

Als ich ein Jahr später aus dem Andengebiet Ecuadors in das peruanische Dschungelgebiet zurückreiste, landete ich in Chiclayo, Peru, und musste etwa vier Stunden auf den nächsten Bus warten.

Ich entdeckte, dass es in Lambayeque ein Museum gab und entschloss mich, die Wartezeit dort zu verbringen. Ich durchwanderte jedes Stockwerk und studierte die jahrhundertealten Töpferwaren und Artefakte der Stammeskulturen, bis ich schließlich in den dritten Stock gelangte. Als ich um eine Ecke kam, hielt ich verwundert inne. Dort, genau vor mir, stand eine Puppe mit einem fleckig gemusterten Stoff in verblassten Grün-, Creme- und Weißtönen. Auf dem Schild darunter stand: „Inka".

Das überzeugte mich. Die Geistwesen, die ich am Putumayo gesehen hatte und diejenigen, die mir in Ritualen begegneten, waren nicht einfach Manifestationen einer regen Einbildungskraft, die durch einen starken psychoaktiven Trank ausgelöst wurden. Ich hatte nicht halluziniert. Sie waren absolut real. Nun endlich wusste ich, dass ich meine Arbeit ernsthaft beginnen konnte.

Inmitten des Putumayo-Wirrwarrs existiert ein Schlüssel zur Heilung. In einem kleinen, dreckigen Dorf an den schlammigen Ufern dieses gefährlichen Flusses lebt ein hin und wieder betrunkener und ständig trauriger Ayahuasquero, der mir gezeigt hatte, dass die Regenwälder und alten Heilpraktiken der Welt, die sich dort entwickelt hatten, beileibe kein Lug und Trug sind. In ihnen liegen Möglichkeiten verborgen, die Krankheiten der Welt zu heilen. Diese Medizin kommt allerdings nicht in Form von Pillen oder abgefüllt in Flaschen daher. Man kann sie noch nicht einmal in die Hand nehmen. Sie besteht vielmehr in einer ätherischen Form von Magie, die sich jeder mikroskopischen Untersuchung entzieht, und zwar schlicht deshalb, weil sie sich auf einer anderen Ebene der Wirklichkeit befindet. Eine Bewusstseinsebene, in welcher die Geister der Pflanzen nur darauf warten, dass wir die Verbindung mit ihnen wieder herstellen.

Arno Adelaars

Ayahuasca-Yagé
Psychedelische Rituale in den Niederlanden

In einem Land wie Holland, das relativ liberale Drogengesetze hat, sind weder verschlossene Türen noch ein gedämpfter Tonfall erforderlich, wenn man über Drogen und Drogengebrauch spricht. Man hat jedenfalls nicht zu befürchten, dass irgendwer gleich die Polizei informiert. Drogengebrauch ist eine sehr private Angelegenheit, und die Polizei interessiert sich nicht sonderlich dafür. In einer solch lockeren Atmosphäre gibt es keinen Grund, ein Untergrundnetzwerk aufzubauen, wie man es aus Ländern kennt, in denen man für Drogendelikte noch hinter Gitter wandert. Dieses Privileg, das holländische Drogenfreunde genießen, hat auch dazu geführt, dass man geradezu ungeniert für psychedelische Rituale werben kann, zum Beispiel in Smartshops, per E-Mail oder Brief und natürlich per Mundpropaganda. Aufgrund dieser offenen Art, die in Holland die Situation prägt, war es möglich, dass sich verschiedene Formen von psychedelischen Ritualen etablieren konnten. Wenn jemand mit einem speziellen Ritual nichts anfangen kann, beispielsweise mit einem bestimmten Glaubenssystem, oder wenn er oder sie nur einen Ritualleiter nicht mag, dann ist es ein Leichtes, eine andere Gruppe aufzusuchen und sich dieser anzuschließen. Die Rituale, die im Folgenden beschrieben werden, sind Ayahuasca-Rituale oder solche, die mit Ayahuasca-Analogen arbeiten.

Das religiöse Ritual der Santo-Daime-Kirche

Das erste Ayahuasca-Ritual, das irgendwann 1993 oder 1994 in Holland abgehalten wurde, hatten Mitglieder der brasilianischen Santo-Daime-Kirche organisiert, um ihren Glauben hier bekannt zu machen. Die frühen Teilnehmer an solchen Ritualen waren hauptsächlich Anhänger des indischen Gurus Osho, ehemals bekannt als Bhagwan Shree Rajneesh. Ein typischer Gottesdienst der Santo Daime kennzeichnet sich durch ein aufwendig gestaltetes Ritual, das römisch-katholische Elemente mit den Glaubenssystemen der Amazonasindianer und Schwarzafrikaner verbindet.

Seit Ayahuasca Anfang der Neunzigerjahre nach Europa kam, haben sich vier verschiedene Ritualformen entwickelt: religiöse, therapeutische, freizeitliche und experimentell ausgerichtete. Als typische religiöse Ayahuasca-Rituale in Europa können die Messen der brasilianischen Santo-Daime-Kirche betrachtet werden, weil sie die erste Institution war, die Ayahuasca nach Europa brachte. In Brasilien zählt diese Kirche zu den sogenannten „synkretistischen Kirchen", in Europa ist sie einzigartig.

Ein Santo-Daime-Ritual ist strengen Regeln unterworfen. Ayahuasca, das bei den Messen ausgeschenkt wird, muss in Mapie, dem spirituellen Zentrum der Santo-Daime-Kirche im brasilianischen Regenwald, hergestellt werden. Die Herstellung wird überwacht: Frauen reinigen die Blätter der *Psychotria viridis*, Männer bearbeiten die *Banisteriopsis-caapi*-Liane. Nur an speziellen, astrologisch berechneten Tagen wird Ayahuasca gekocht, und alle an der Herstellung bzw. am Kochprozess Beteiligten befinden sich dann unter dem Einfluss von Ayahuasca, das von den Kirchenmitgliedern „Daime" genannt wird. In dieser Religion sind Hymnen, die das „dritte Testament" lobpreisen, von großer Wichtigkeit. Diese Hymnen werden von den Kirchenmitgliedern während der Herstellung des Daime ununterbrochen gesungen.

Bei den Ritualen befindet sich ein zeremonieller rechteckiger Tisch in der Mitte des Raumes. Frauen sitzen auf der einen, Männer auf der anderen Seite dieses Tisches, und die rechteckige Form wiederholt sich bei der Aufstellung der Frauen und Männer. Der Platz am Tischende ist dem Leiter des Rituals vorbehalten, hinter ihm, zu seiner Linken, befinden sich die Frauen. Gegenüber und somit zur Rechten des Leiters sind die Männer. Die Mitglieder der Kirchengemeinschaft werden *Fardados* genannt. Sie sind leicht an ihren Uniformen zu erkennen, die je nach Ausführung bei verschiedenen Ritualen zum Einsatz kommen. Bei den Ritualen, bei denen man sitzt, tragen die *Fardadas* weiße Blusen mit dunkelblauen Röcken, die *Fardados* weiße Hemden und dunkelblaue Hosen. Viele Mitglieder tragen glänzende Sterne aus Metall an ihren Blusen bzw. Hemden, die an die Sheriffsterne aus Westernfilmen erinnern. Männer tragen bei Tanzritualen weiße Anzüge mit einem grünen Streifen an der Außenseite der Hosenbeine, die Damen haben ein sehr spezielles Outfit an: einen weißen und einen grünen Rock, eine grüne Schärpe über einer weißen Bluse und ein Krönchen auf dem Kopf. Nichtmitglieder tragen bei allen Ritualen weiße Kleidung.

Man unterscheidet zwischen Tanz-, Heilungs- und Konzentrationsritual, wobei man bei den letzten beiden Ritualen sitzt. Jede Stuhlreihe muss sich in einer geraden Linie befinden, genau wie die Tänzer sich in einer Linie bewegen müssen. Sollte jemand seinen Stuhl verschieben, so wird er oder sie von einer *Fardada* oder einem *Fardado* darauf aufmerksam gemacht, den Stuhl wieder zurück in die Reihe zu schieben. Es ist den Teilnehmern nicht gestattet, mit überkreuzten Armen oder Beinen zu sitzen. Einer der Hauptgründe für ein Ritual in der Form eines Mandalas ist es, einen bestimmten Energiestrom aufzubauen, der dann durch die Teilnehmer fließt. Das Überkreuzen von Armen oder Beinen kann diesen Energiefluss unterbrechen. Weiterhin wird den Teilnehmern empfohlen, drei Tage vor und drei Tage nach dem Ritual sexuell abstinent zu bleiben.

Zwei *Fardados* bleiben außerhalb des Mandalas, um den Ablauf zu überwachen und eventuell geschwächten Teilnehmern beizustehen. Eine Frau überwacht die Teilnehmerinnen des Rituals, ein Mann die Teilnehmer. Ein typisches Santo-Daime-Ritual beginnt um 19 Uhr und endet zwischen 1 und 2 Uhr morgens, obwohl spezielle Tanzrituale von 19 Uhr bis 7 Uhr dauern können. Frauen und Männer stellen sich in eigenen Reihen an, um das Getränk zu empfangen. Ein Senior-*Fardado* verabreicht jedem eine individuelle Dosierung. Manchmal wird um mehr oder weniger Ayahuasca gebeten. Das zweite Glas wird 60 bis 90 Minuten nach dem ersten Glas getrunken.

Nach dem zweiten Glas werden reine Cannabis-Joints verteilt. Cannabis wird in der Santo-Daime-Kirche „Santa Maria" genannt und kann nur in Ländern wie Holland geraucht werden, in denen das Heilige Kraut von den Autoritäten toleriert wird. Drei Leute teilen sich einen Joint, und es ist üblich, dass jeder drei Züge nimmt: den ersten für die Sonne, den zweiten für den Mond und den dritten für die Sterne. Die Einteilung in weibliche und männliche Elemente ist in der Santo-Daime-Doktrin sehr wichtig. Der Daime (Ayahuasca) ist die männliche Kraft, Santa Maria (Cannabis) die weibliche Kraft. Cannabis katalysiert bzw. verstärkt die Effekte von Ayahuasca. Nach dem rituellen Rauchen der Santa Maria können sich einige Teilnehmer nicht mehr auf den Beinen halten und setzen sich auf Bänke an den äußeren Reihen oder legen sich auf Matratzen. Frauen und Männer haben ihre eigenen Ruhezonen, die von den *Fardados* überwacht werden.

Heute gibt es in Holland drei Untergruppen der Santo-Daime-Kirche. Sie locken vor allem die Generationen der Babyboomer an, also Menschen in den Vierzigern und Fünfzigern. Eine ganze Reihe von Psychedelikern kann mit dem christlichen Charakter der Santo-Daime-Rituale nichts anfangen. Das liegt aber unter anderem auch daran, dass sich in Holland heutzutage nur noch eine Minderheit zum christlichen Glauben bekennt.

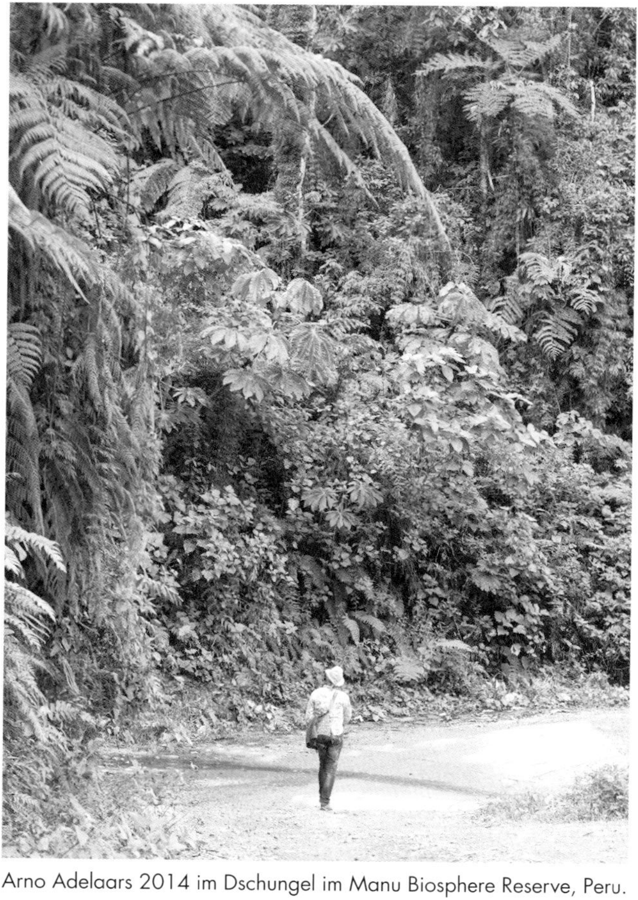

Arno Adelaars 2014 im Dschungel im Manu Biosphere Reserve, Peru.

Ein Mestizo-Curandero aus Peru

Im November 1995 kam Don Juan Tangoa Paima, ein Mestizo-Heiler aus Iquitios (Peru), nach Holland, um zehn Ayahuasca-Rituale zu leiten. Don Juans Rituale sind von ganz anderem Kaliber als die der Santo-Daime-Kirche oder der Friends of the Forest. Sie finden in totaler Dunkelheit statt. Der Mestizo-Heiler ist davon überzeugt, dass die Teilnehmer in völliger Dunkelheit lebhaftere Visionen haben. Auch ist er der festen Ansicht, dass die Visionen, die man mit geschlossenen oder offenen Augen erhält, total verschieden sind. Bei absoluter Dunkelheit können Teilnehmer ihre Augen öffnen, ohne von der Umgebung abgelenkt oder gestört zu werden.

Während des Rituals sitzt man auf Kissen. Don Juan sieht es nicht allzu gern, wenn man sich hinlegt. Er meint, man entspanne sich dann zu sehr und werde somit leicht Opfer böser Geister. Im Mestizo-Schamanismus wird Tabak als heilige Pflanze betrachtet, und das Rauchen ist sehr wichtig. Bei den Ritualen raucht Don Juan ununterbrochen Zigaretten. Vor dem Ausschenken bläst er Rauch in die Flasche, in der sich Ayahuasca befindet. Während des Rituals raucht er Zigaretten, um so die Teilnehmer zu schützen. Wer den Raum verlässt, beispielsweise um zur Toilette zu gehen, sollte eine Zigarette anzünden, um sich so mit schützendem Rauch zu umgeben. Wie Santo-Daime und Friends of the Forest glaubt Don Juan, dass man unter dem Einfluss von Ayahuasca so offen und empfindlich ist, dass böse Geister leichter Zugang finden können, wobei Rauch sie davon abhält.

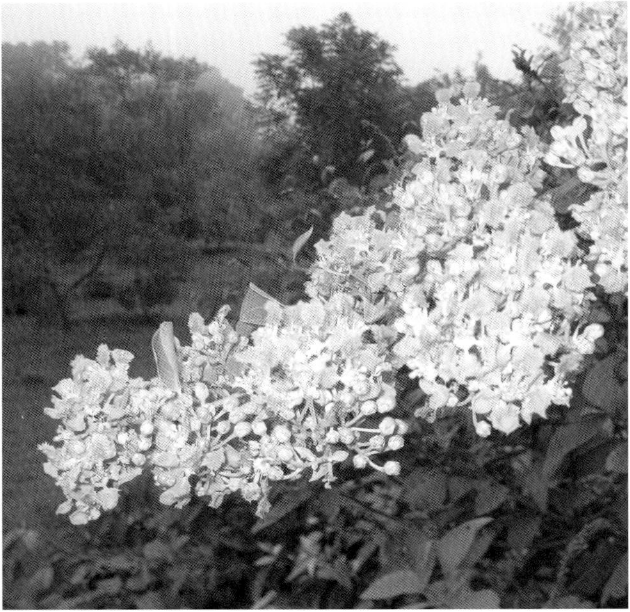

Banisteriopsis-caapi-Blüten

Don Juans Mischung unterscheidet sich drastisch von der Ayahuasca der anderen Gruppen. In den meisten Ritualen wird Ayahuasca aus zwei verschiedenen Pflanzen hergestellt: eine DMT-haltige und eine Beta-Carbolin-haltige Pflanze (MAO-Hemmer). Don Juans Ayahuasca besteht aus einer wesentlich aufwendigeren Mischung. Er fügt dem Getränk Dschungeltabak, *Brugmansia*-Blätter (ein Nachtschattengewächs) und Kampfer hinzu. Ayahuasca schmeckt allgemein nicht besonders gut, diese Mischung aber ist geschmacklich noch widerlicher als gewöhnlich.

Viele Patienten in Don Juans Heimatstadt Iquitos in Peru leiden unter Parasiten. Die Beta-Carbolin-haltige Liane *Banisteriopsis caapi* ist für die reinigenden Effekte des Ayahuasca zuständig und somit ein ausgezeichnetes Mittel gegen Parasiten. In Iquitos verwendet Don Juan bei der Zubereitung seiner Ayahuasca großzügig *Banisteriopsis caapi.* Weil Europäer diese Probleme im allgemeinen nicht haben und eher an den visuellen Effekten interessiert sind, hat er seine Mischung diesen Wünschen angeglichen. Während der Rituale singt und pfeift Don Juan. Man wird mit Rauch angeblasen und mit einem Bündel getrockneter Chacapa-Blätter gereinigt. Dieses Bündel wird auch als Schlaginstrument zur rhythmischen Begleitung seiner Lieder benutzt, die „Icaros" genannt werden.

Seit seinem 13. Lebensjahr begleitet Don Juan seinen Vater bei Ritualen. Heute, in seinem vierten Lebensjahrzehnt, blickt er auf jede Menge Ritualerfahrung zurück. Don Juan hat eine sehr schöne Stimme, und seine Lieder steuern die Visionen der Teilnehmer. Seine Rituale beginnen jeweils um 20 Uhr und enden um 2 Uhr morgens.

Ein therapeutisches Ritual des Vereins Friends of the Forest

Die Friends of the Forest haben ihre Niederlassung in Amsterdam. Die treibende Kraft hinter diesem Verein ist die Brasilianerin Yatra da Silveira Barbosa. Als früheres Mitglied der Santo-Daime-Kirche war sie eine der Verantwortlichen, die die Santo-Daime-Doktrin inklusive Ayahuasca nach Europa brachten. Anfang 1996 löste sie sich von der Kirchengemeinschaft der Santo Daime und gründete Friends of the Forest, die Ayahuasca auf therapeutische Art und Weise anwenden. Yatra da Silveira Barbosa ist es gelungen, sich mit Ayahuasca von ihrer 20-jährigen Heroin- und Kokainabhängigkeit zu befreien. Diese Entzugsbehandlung will sie auch anderen Drogenabhängigen anbieten.

Um die Behandlungen zu finanzieren, organisieren Friends of the Forest seit September 1996 regelmäßig Rituale, die in so manchem Punkt mit denen der Santo-Daime-Messen übereinstimmen, jedoch weniger streng sind. Teilnehmer werden gebeten, in weißer Kleidung zu erscheinen, drei Tage vor und nach dem Ritual sexuell abstinent zu leben und vier Stunden vor dem Ritual zu fasten. Diese Regeln stimmen im Großen und Ganzen mit denen der Santo-Daime-Kirche überein.

Es gibt auch noch andere Übereinstimmungen innerhalb der Struktur der Rituale: Bei den Santo-Daime-Ritualen sitzen oder stehen die Teilnehmer mandalaförmig, bei Friends of the Forest sitzen bzw. liegen die Teilnehmer im Kreis. Beide

Strukturen arbeiten mit Gruppenenergie. Auch das Ausschenken des Gebräus läuft ähnlich ab: Die Teilnehmer stellen sich in einer Reihe an dem Tisch an, an dem Ayahuasca ausgeschenkt wird. Als früheres Mitglied der Santo-Daime-Kirche und als ausgebildete Sängerin kennt Yatra da Silveira Barbosa viele Hymnen aus dem Santo-Daime-Repertoire, die sie oft in ihre eigenen Rituale mit einbezieht. Als Osho-Anhängerin verwendet sie auch religiöse Lieder aus dem östlichen Kulturkreis bei ihren Ritualen. Vor kurzem hat sie auch Lieder aus den „Vinho-da-Jurema"-Ritualen adaptiert, die von längst in Vergessenheit geratenen Stämmen aus Pernambuco stammen, zum Beispiel von den Atkum, den Tore und den Truka.

Die Friends of the Forest bieten verschiedene Rituale an: Während einer „Forest Journey" (Reise durch den Wald) wird Stammesmusik gespielt, die „Heart Journey" (Reise ins Herz) wird von sanften New-Age-Klängen begleitet, in einer „Trance Journey" ist Ambient-Trance-Musik zu hören, manchmal von einem Goa-Trance-DJ, der auch Ayahuasca getrunken hat. „The Power of Mantras" (Die Kraft der Mantras) ist ein „East-meets-West"-Ritual, in dem man meditiert und Mantras singt. Außerdem gibt es ein Ritual, das „Depth of Silence" (Tiefe der Stille) genannt wird, in dem keine Musik gespielt und kaum Lieder gesungen werden. Dieses Ritual ist dem Konzentrationsritual der Santo-Daime-Kirche sehr ähnlich. Um den therapeutischen Charakter der Rituale zu betonen, findet am Tag danach eine „Sharing and Integration"-Sitzung statt, in denen Teilnehmer ihre Erfahrungen unter Aufsicht teilen können.

Die Friends of the Forest organisieren durchschnittlich 20 Rituale jährlich mit jeweils etwa 15 Teilnehmern. Sie verwenden ein Ayahuasca-Analog aus *Mimosa hostilis* (neuerdings in der Botanik *Mimosa tenuiflora* genannt) und *Peganum harmala* (Steppenraute). *Mimosa hostilis* ist ein Strauch bzw. Baum, der in Pernambuco, der trockenen Region im Nordosten von Brasilien, gedeiht und traditionell bei den einheimischen Indianern als Rebe der Jurema (Vinho da Jurema) bekannt ist. Diese Rituale beginnen um 20 Uhr an und enden um 2 Uhr morgens.

Der Vision Circle

Eine Gruppe aus Den Haag veranstaltet seit vier Jahren (Stand 2016) Rituale, die sie Vision Circle nennen. Im Gegensatz zu den Friends of the Forest machen sie keinerlei Werbung, und es ist wirklich nicht einfach, dort einen Platz zu ergattern. Nur zwölf Personen können am Ritual dieser Gruppe teilnehmen, von denen maximal zwei Neulinge pro Sitzung dazustoßen dürfen. Der Vision Circle arbeitet mit drei Entheogenen: mit *Trichocereus pachanoi* (neuerdings: *Echinopsis pachanoi*), auch bekannt als San-Pedro-Kaktus, mit der Mimosa-/Harmala-Kombo, die auch von den Friends of the Forest verwendet wird, und mit einer Psilocybin-/Harmala-Kombo. Eines der erklärten Ziele der Gruppe ist es, jeweils so viele dieser Zutaten wie möglich zu verwenden. Zu diesem Zweck bauen die Mitglieder des Vision Circle Pilze im eigenen Garten an. Sie sind davon überzeugt, dass die Psilocybin-/Harmala-Kombination die potenteste ist.

Eines Frühlings war ich eingeladen, an einem Ritual teilzunehmen, bei dem diese spezielle Kombination Verwendung fand. Im Gegensatz zur sonst üblichen Gewohnheit der Gruppe begann das Ritual am Nachmittag und nicht erst am Abend. Die Teilnehmer lagen im Kreis. Jeder sollte zuvor über eine spezielle Frage, die ihn bzw. sie umtrieb, meditieren. Außerdem sollten alle in Weiß gekleidet sein.

Ein großer Unterschied zu anderen Ritualen ist hier, dass es keinen Ritualleiter gibt. In den vier Jahren, die die Gruppe nun besteht, haben die Mitglieder alle möglichen Variationen ihres Rituals ausprobiert. Am Ende haben sie sich auf einen einzigartigen Stil geeinigt: Eine Person ist für das Gesamtbild des Rituals verantwortlich. Es soll ruhig sein und keine Ablenkungen geben, niemand soll die Gruppe oder einzelne Personen stören. Eine zweite Person ist dafür zuständig, denen zur Seite zu stehen, die Hilfe benötigen. Die Verteilung der verantwortlichen Posten kann flexibel gehandhabt und zum Beispiel nach der Hälfte des Rituals gewechselt werden.

Die Mitglieder des Vision Circle sind langjährige Yoga-Praktizierende. Im Vergleich zu anderen Ritualen, denen ich beiwohnte, gibt es gut wie kein Lied, das gesungen wird, und so gut wie keine Musik. Die Stille kann einen manchmal überwältigen und hilft den Teilnehmern, immer tiefer und tiefer zu gehen. Oder, wenn man so will, immer higher und higher zu werden.

Ein Freizeit- und Do-it-yourself-Ritual – der europäische Umgang mit Ayahuasca

Seit Ayahuasca in Europa aufgetaucht ist, haben sich viele mehr für die Wirkungsweise des Gebräus als für die verschiedenen Rituale interessiert. Viele Europäer reagieren allergisch auf das Christentum und können die christliche Atmosphäre, die für ein Santo-Daime-Ritual so wichtig ist, nicht ausstehen. Diese „Allergie" war ein maßgeblicher Grund dafür, dass Friends of the Forest andere Rituale organisierten. Es gibt aber genügend Menschen, die auch ihre Rituale ablehnen, weil sie eine Mischung aus Santo-Daime- und Osho-Glaubenssystemen sind. Bis vor kurzem war es schwer, Ayahuasca in einem entspannten, liberalen Kreis zu finden, weil außer den erwähnten Institutionen niemand Zugang zu dem Gebräu und den Pflanzen hatte.

Nachdem nun ziemlich viel Ayahuasca auf den europäischen Markt gekommen war, etablierten sich auch neue Rituale, die man als Rituale ohne Ritual oder Do-it-yourself-Rituale bezeichnen kann. Bei diesem modernen Ritual steht ein erfahrener Ayahuasca-Trinker den Teilnehmern als leitende Unterstützung zur Verfügung. Den meisten Teilnehmern ist es angenehm, wenn jemand die Sitzung leitet, weil die Effekte ziemlich überwältigend bzw. unberechenbar sein können. Für ein Do-it-yourself-Ritual gibt es keine Kleidungsvorschriften und keine Regeln für sexuelles Verhalten vor und nach dem Ritual. Die Teilnehmer werden darauf aufmerksam gemacht, keine Stoffe zu sich zu nehmen, die in Konflikt mit der MAOhemmenden Wirkung des Gebräus stehen. Ansonsten kann man tun und lassen, was man will, weil jeder für sich selbst verantwortlich ist.

Bei den Ritualen, die ich selbst leite, bitte ich die Teilnehmer, während des Rituals nicht miteinander zu sprechen. Jedes Geräusch kann einen ablenken und aus dem Trip in die nüchterne Realität katapultieren. Ich schenke jede Stunde ein Glas Ayahuasca aus, bis sich die Wirkung auf der gewünschten Höhe befindet – für die meisten genügen zwei oder drei Gläser. Ich imitiere eine natürliche Umgebung. Deshalb bevorzuge ich Aufnahmen mit Naturgeräuschen in Kombination mit ethnischer Musik, wie zum Beispiel Lieder von Medizinmännern aus Südamerika, Afrika und Asien. Außerdem lege ich Trip-Musik auf, zum Beispiel „Acid Test – Hommage á Albert" und Ähnliches.

Falls jemand Hilfe benötigt, greife ich auf meine Erfahrung zurück, die ich als Assistent bei anderen Ritualen gesammelt habe und „staube" bei der betreffenden Person mit meinem Bündel von Chacapa-Blättern die problematische Energie „ab". Das Wichtigste für mich ist jedoch, dass bis jetzt noch jeder von einem Ayahuasca-Trip zurückgekommen ist. Voraussetzung für diese Art von Ritualen ist jedoch eine strenge Vorauswahl der Teilnehmer. Der Gebrauch psychedelischer Mittel ist nicht jedem in die Wiege gelegt. Eine mystische Medizin wie Ayahuasca ist für viele ganz und gar kein Allheilmittel. Achtung vor extremistischen Randgruppen!

Die Entwicklung des Ayahuasca-Gebrauchs in den Niederlanden

Die Verbreitung des Ayahuasca-Gebrauchs in der Welt ist beispiellos. Irgendwann in den Achtzigern fand Ayahuasca den Weg aus Amazonien und verbreitete sich in der Welt. Zuerst kam es in Großstädten Südamerikas an, kurze Zeit später auch in Nordamerika, Europa und Australien. Holland war eines der ersten Länder Europas, in denen sich regelmäßige Ayahuasca-Rituale etablieren konnten. Im Vergleich mit anderen Ländern begannen die Ayahuasca-Rituale in Holland recht früh. Zwischen 1995 und 2000 hatte sich schon eine ganze Reihe von verschiedenen Ritualen herausgebildet; beispielsweise gab es Santo-Daime-Rituale und von der Santo Daime abgespaltene und vom New Age beeinflusste Rituale, daneben kamen südamerikanische Medizinmänner zu Besuch, und es gab eine Reihe von Do-it-yourself-Ritualen.

1999 stürmte die Polizei in verschiedenen europäischen Ländern diverse Ayahuasca-Rituale, die holländische Santo-Daime-Kirche hatte Derartiges jedoch vorausgesehen und war entsprechend vorbereitet. Die Kirche wurde damals von einem der besten Anwälte Hollands vertreten – und gewann den Fall. Das Urteil, das ein Amsterdamer Gericht 2001 in dieser Sache sprach, billigte der Santo-Daime-Kirche den Gebrauch von Ayahuasca als ein fundamentales Menschenrecht auf Religionsfreiheit zu, was von vielen als De-Facto-Legalisierung verstanden wurde. In der Urteilsbegründung betonte das Gericht jedoch, dass ausschließlich die Santo-

Daime-Kirche Ayahuasca als Sakrament verwenden dürfe, niemand sonst.

Zwischen 2000 und 2010 breitete sich der Gebrauch von Ayahuasca in atemberaubender Geschwindgkeit aus. Immer mehr indigene Medizinmänner und -frauen aus Ecuador, Peru und Kolumbien besuchten die Niederlande, und viele Abspaltungen der Santo-Daime-Kirche wurden gegründet. All das führte dazu, dass sich Holland und die spanische Insel Ibiza als Hot Spots des europäischen Ayahuasca-Gebrauchs herauskristallisierten. Man kann dies durchaus mit der peruanischen Dschungelstadt Iquitos vergleichen, die als inoffizielle Hauptstadt des Ayahuasca-Tourismus gilt. Jedes Jahr besuchen Tausende von Ayahuasca-Touristen die 150 Dschungel-Resorts rund um Iquitos, um den bitteren Trank zu schlürfen. Ein ähnliches Phänomen, wenngleich in etwas geringerem Ausmaß, erleben wir in Holland.

Heutzutage gibt es zwei Zweige der Santo-Daime-Kirche in den Niederlanden, die Abspaltungen der New-Age-beeinflussten Kirchen sind zahlreich. Manche Ayahuasca-Facilitatoren haben einen Stil entwickelt, der mit relativ unwirksamen Ayahuasca-Analogen arbeitet. Dafür werden Pflanzen verwendet, die dieselben Inhaltsstoffe aufweisen wie die originalen Ayahuasca-Zutaten (hauptsächlich DMT und Beta-Carboline), und mit therapeutischen Methoden kombiniert.

Vor kurzem wurde ein Zweig der Uniao Do Vegetal (UDV), einer anderen brasilianischen Ayahuasca-Kirche, gegründet. Immer noch kommen viele indigene Ayahuasqueros nach

Holland, manche haben Hunderte Anhänger. Aber nur gerade ein Holländer wurde bisher von einem südamerikanischen Schamanen initiiert [nämlich der Autor selbst, Anm. d. Red.], einige weitere Personen streben dies ebenfalls an und befinden sich zurzeit in der Ausbildung.

Die Verfügbarkeit von Ayahuasca-analogem Pflanzenmaterial wurde von einigen Do-it-yourself-Facilitatoren forciert. Ungezählte Menschen versuchen in Eigenregie, den Trank zuhause herzustellen. Mit einer raschen Internetsuche nach den Schlagwörtern 'Ayahuasca Zeremonie Holland' findet man gleich 15 Organisationen bzw. Personen, die Ayahuasca-Zeremonien anbieten. Manche planen ihre Rituale sechs Monate im Voraus, so rege ist der Zuspruch. Eine der Gruppen verfügt über gleich 23 Ritualleiter, von denen jeder einzelne Zeremonien durchführen darf. Der Terminkalender dieser Gruppe ist beeindruckend; so ist es an jedem Wochenende des Jahres möglich, an einem Ritual teilzunehmen. Außerdem bietet die Gruppe Seminare zur Ritualleiter-Ausbildung an.

Zwei der Organisationen sind Santo-Daime-Kirchen (in Brasilien gibt es zwölf verschiedene). Die kleinere von beiden schreibt auf ihrer Website: „Jede unserer spirituellen Zeremonien wird mit dem Daime-Tee (Ayahuasca) zelebriert." Es gibt einen guten Grund für diesen Hinweis. Nicht jeder potenzielle Trinker ist daran interessiert, zu erfahren, wer den Trank zubereitet; in der Santo-Daime-Kirche ist dies jedoch von besonderem Interesse. Dennoch wird so mancher wissen wollen, aus welchen Zutaten der Ayahuasca-Trank zubereitet wurde.

Allerdings serviert nicht jeder Anbieter von Ayahuasca-Ritualen auch die originäre Ayahuasca. Der Gebrauch von Ayahuasca-Analogen ist in Holland weit verbreitet. Das mag manchen empören, kann es doch sein, dass man erwartet, die berüchtigte Ayahuasca aus dem ältesten tropischen Regenwald der Welt serviert zu bekommen und stattdessen einen Trank aus ganz anderen Pflanzen erhält. Manche Ritualveranstalter nennen im Übrigen jedes analoge Gebräu mit DMT- und Beta-Carbolin-Anteilen „Ayahuasca". Es gibt zwei Gründe, weshalb manche Veranstalter nicht die originale Rezeptur verwenden: Erstens sind analoge Pflanzen günstiger und zweitens einfacher zuzubereiten.

Eine neue Entwicklung innerhalb der psychedelischen Bewegung Hollands ist das Aufkommen anderer Rituale und Ritualformen mit weiteren psychoaktiven Pflanzen. Manche bieten Zeremonien mit dem afrikanischen Halluzinogen Iboga an, das in Holland übrigens legal ist. Kakteen-Rituale mit dem südamerikanischen San Pedro/Huachuma oder dem mexikanischen Peyote werden ebenfalls angeboten.

Veranstalter und Facilitatoren, die Websites nutzen, um Kunden zu erreichen, sind zahlenmäßig in etwa gleichauf mit solchen Anbietern, die sich nicht des Internets als Werbemedium bedienen. Letztere bevorzugen es, potenzielle Interessenten in privatem Rahmen über die Zeremonien zu unterrichten. Die Nachfrage nach kompetent angeleiteten Zeremonien mit dem originalen Ayahuasca-Trank ist so groß, dass Websites nicht nötig sind. Dasselbe gilt für Veranstalter, die südamerikanische

Schamanen in die Niederlande holen. Insgesamt gibt es in Holland mindestens 30 Anbieter für Ayahuasca-Rituale.

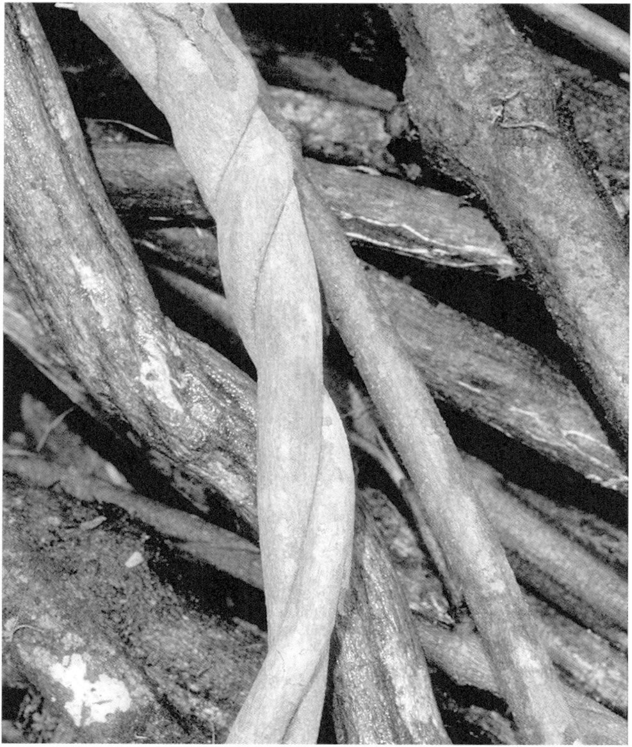

Zwei ineinander verschlungene Ayahuasca-Lianen. Diese Wuchsform spielt in Ayahuasca-Visionen eine große Rolle.

Literatur

BOGERS, Hans

1995 „De Santa Daime Leer: Ayahuascagebruik in een religieuze setting", *Pan* 1: 2-10.

CALLAWAY, James, Charles GROB & Dennis MCKENNA

1994 „Platelet Serotonin Uptake Sites Increased in Drinkers of *Ayahuasca*", *Psychopharmacology* 116: 385-387.

FISCHER-FACKELMANN, Ruth

1996 *Fliegender Pfeil.* München: Heyne.

GIOVE, Rosa

1992 „Madre ayahuasca", *Takiwasi* 1(1): 7-10.

GROB, Charles S. et al.

1996 „Human Psychopharmacology of Hoasca, A Plant Hallucinogen in Ritual Context in Brazil", *The Journal of Nervous and Mental Disease* 181(2): 86-94.

GROISMAN, Alberto & Ari Bertoldo SNELL

1996 „'Healing Power': Cultural-Neurophenomenological Therapy with Santo Daime", *Jahrbuch für Transkulturelle Medizin und Psychotherapie* 6(1995): 241-255.

LIWSZYC, G.E., E. VUORI, I. RASANEN & J. ISSAKAINEN

1992 „Daime – a Ritual Herbal Potion", *Journal of Ethnopharmacology* 36: 91-92.

LOWY, B.

1987 „Caapi Revisited – in Christianity", *Economic Botany* 41: 450-452.

LUCZYN, David

1994 „Reise zum Geist des Waldes", *Esotera* 5/94: 30-35.

MAC RAE, Edward

1995 „El uso religioso de la ayahuasca en el Brasil contemporáneo", *Takiwasi* 3: 17-23.

MABIT, Jacques, Rosa GIOVE & Joaquín VEGA

1996 „Takiwasi: The Use of Amazonian Shamanism to Rehabilitate Drug Addicts", *Jahrbuch für Transkulturelle Medizin und Psychotherapie* 6(1995): 257-285.

MEYERRATKEN, Ulrich & Nathalie SALEM
1998 *Daime: Brasiliens Kult der heilenden Kraftpflanzen*. München: Knaur.

SIEBERT, Uwe & Silke DILCHERT
1998 „Angstreduktion durch Santo Daime: Ethnomedizinische Untersuchungen im brasilianischen Regenwald" in: Christine GOTTSCHALK-BATSCHKUS & Christian RÄTSCH (Hg.), *Ethnotherapien – Ethnotherapies,* Berlin: VWB (*Curare* Sonderband 14/98), S. 149-153, 1998.

WEIGLE, Ewald
1995 „Die wunderbare Heilkraft des Ayahuasca", *Jahrbuch für Ethnomedizin und Bewußtseinsforschung* 3(1994): 299-305, Berlin: VWB.

YATRA, Atmo
1995 *From Addiction to Health with the Magic of Ayahuasca.* Amsterdam: Unveröffentlichtes Manuskript.

Nana Nauwald

Das Geschenk der Anaconda
Die geometrische Musterkunst des Volkes der Shipibo

Sie feiern ausgesprochen gerne, die Gemeinschaften in den Dörfern der Shipibo am Oberlauf des Ucayali in Peru. Besucher sind ein beliebter Anlass für Feste. Ist genügend *masato* geflossen – ein traditioneller, leicht alkoholhaltiger Trank, der aus Maniokwurzeln hergestellt wird –, besteht ein besonderes Vergnügen darin, die Besucher zu „taufen", ihnen einen Shipibo-Namen zu geben. Während der 16 Jahre meiner Besuche in einem Shipibo-Dorf, in dem ich in die Familie des alten Schamanen Reshin Nika eingebunden bin, erhielt ich zwei Namen: Reshin Mea und Pekunkate.

Der erste Name hat eine einfache Bedeutung, er bezeichnet die Stirn eines Papageis.

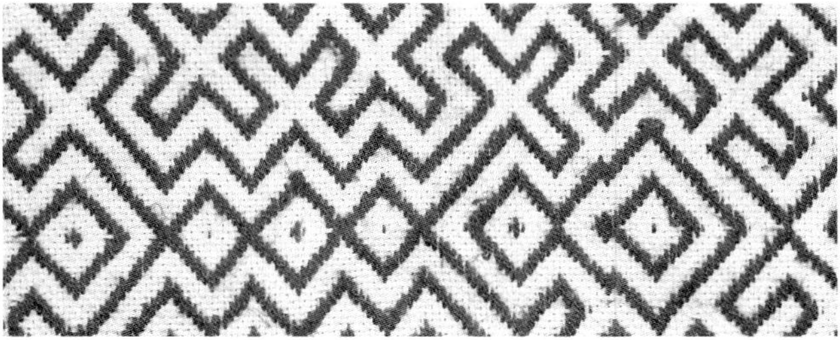

Muster: Gesicht des Papageis

Doch der Name Pekunkate mit der Bedeutung: „die schöne Muster auf ihrem Körper hat", war mir etwas „zu viel", weist er doch auf den zentralen Ausdruck der Shipibo-Kosmologie hin: auf die geometrischen Muster. Diese erzählen von den Erscheinungen der geistigen Welt und dem Beziehungsgeflecht der Menschen.

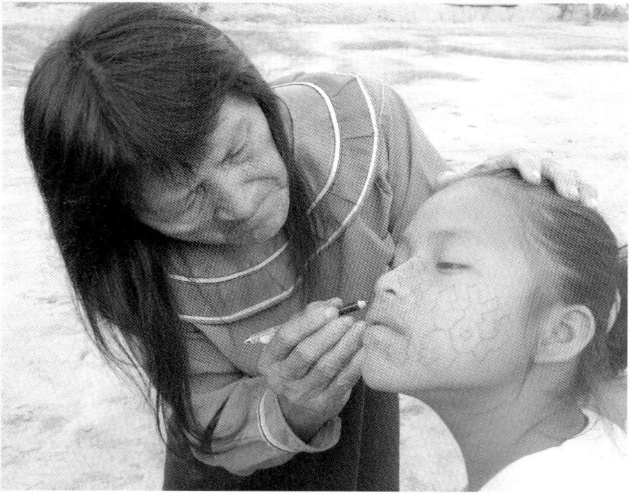

Gesichtsbemalung

Noch leben die Shipibo vorwiegend in traditionellen Dorfgemeinschaften am Fluss, doch die Gemeinschaften zerfallen in rasantem Tempo. Der Hauptgrund ist die wachsende Notwendigkeit für die Männer, das Dorf zu verlassen, um in der

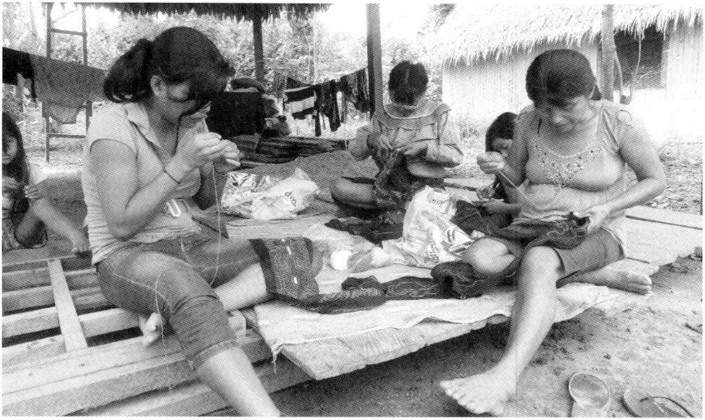

Stickende Shipibo-Frauen

Stadt Geld zu verdienen. Von Fischfang, Jagd und den kleinen Feldern können die Familien nicht mehr leben. Der Verkauf ihres Kunsthandwerks war lange Zeit eine gute Verdienstmöglichkeit für die Frauen.

Doch da sich heute der Tourismus im Dschungel hauptsächlich auf die Ayahuasca-Touristenzentren bei Iquitos konzentriert, hat sich die Möglichkeit des Verkaufs sehr eingeschränkt, denn die Zahl der durch die Dörfer reisenden Besucher hat sich stark verringert.

Immer noch sind es jedoch die geometrischen Muster – ob gestickt oder auf Textilien und Töpferwaren gemalt – die den unverwechselbaren Ausdruck der Kultur der Shipibo bilden. Jaguar, Anaconda, Schmetterlinge, Kolibri, Trennung, Vereinigung … für alle wichtigen Vorkommnisse im Menschenleben und für alle geistigen Kräfte, die in das Menschenleben einwirken können, gibt es ein Zeichen.

Der „Chef" der geistigen Welt ist der *hermano*, der Jaguar. Sein Muster wird als gleichschenkliges Kreuz dargestellt. Immer noch sind sich die älteren Frauen beim Sticken der Muster bewusst, dass es noch nicht so lange her ist, das nur Menschen mit einer besonderen Kraft dieses Zeichen tragen durften.

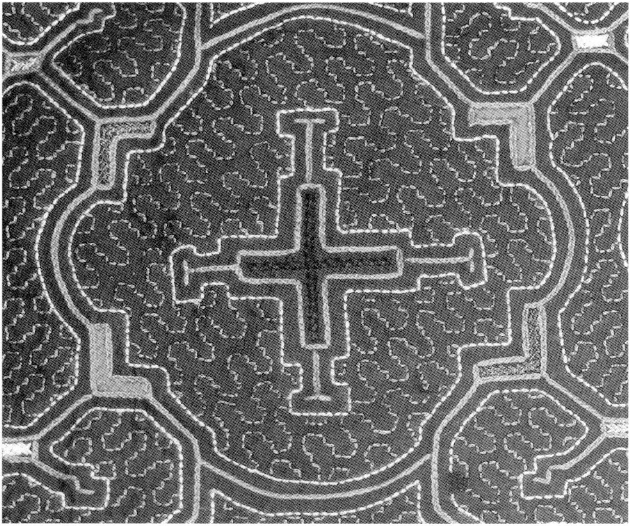

Muster des Jaguar „hermano"

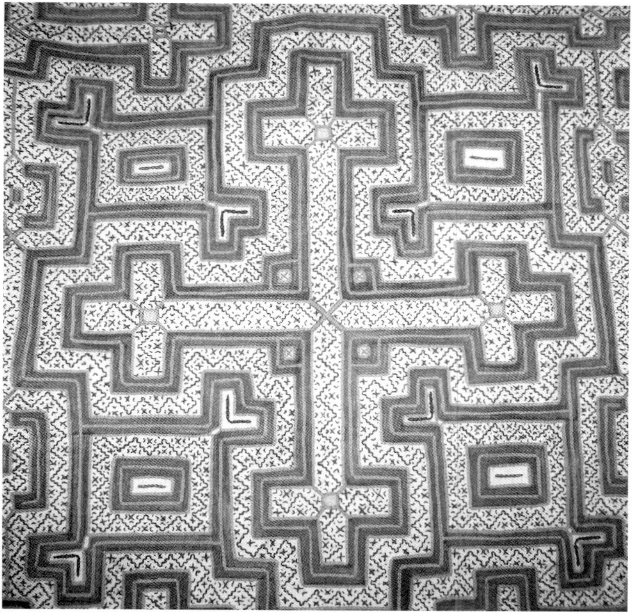

Muster des Jaguar

Noch vor zwei Generationen wurden die Muster als heilig angesehen, nur wenige Schamanen und Schamaninnen hatten das Wissen darüber. Die Mehrzahl der Muster kam aus dem geistigen Feld der hermanos. Heute verändern sich die Muster durch die vielen Menschen, die keine Schamanen sind und Ayahuasca nehmen – so entstehen neue Muster.

Eines der immer wieder dargestellten Muster ist das des Schmetterlings. „Schmetterlinge sind in den Heilzeremonien, wenn wir Ayahuasca trinken, die Helfer des Jaguargeistes. Die Farben, die man bei Ayahuasca sieht, sind die Farben des Schmetterlings. Der Schmetterling hat klare Muster, deshalb kann er helfen, die kranken Muster der Patienten wieder in Ordnung zu bringen. Deshalb bringen Schmetterlinge gutes Glück", erzählte mir mein Shipibobruder Inin Sheka.

Die traditionellen Muster sind eine Bildsprache und auch ein „Gesang". Sie erzählen von der Beziehung zwischen Menschen – und Menschen und Geistern. Seit einigen Jahren singt man „Ayahuasca-Touristen" gegen Bezahlung die Linien der Muster vor, die dabei mit dem Finger nachgezogen werden. Meine langjährigen Recherchen haben ergeben, dass die Linien der Muster traditionell jedoch nicht gesungen wurden. Nur wenn man die Sprache der Shipibo versteht, versteht man auch, dass es fast immer Volkslieder sind, die als „traditioneller Mustergesang" deklariert werden.

In der Heilarbeit der traditionellen Schamaninnen und Schamanen spielen die Muster unvermindert eine wichtige Rolle. Echte Shipibo-Schamanen, die noch in den Dörfern für die Gemeinschaft arbeiten – keine „Rolex-Schamanen" – sind in der Lage, die „Muster" des Patienten zu sehen. Ist jemand krank, sei es im Körper oder der Seele, so ist das individuelle „Lebens-Muster" verwischt, verknotet, zerrissen.

Die Schamanen wirken aus ihrer Verbindung mit Pflanzen- und Tiergeistern aus der Welt der Geister heraus. Das ist die

Schmetterlings-Muster

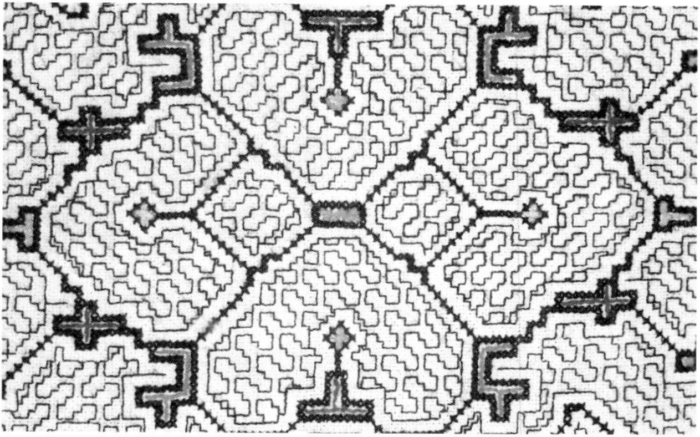

Schmetterlings-Muster

„wirkliche Welt". Diese wirkliche Welt ist mit kunstvollen geometrischen Mustern geschmückt, so wie es auch die Menschen sind. Im nächtlichen Heilritual mit Ayahausca zeigen die Geister den Schamanen die Muster und geben ihnen die Gesänge, die *icaros*.

Auch die *icaros* haben bestimmte Muster. Die Ayahuasca wird auch „die Schnur", genannt, weil die Liane in spiralförmigen Drehungen wächst, die wie Nabelschnüre aussehen. Aus diesen Nabelschnüren, so sagen die Shipibo, entstehen die Linien der Muster. Die Schamanin, der Schamane webt sich mit *icaros* in das Muster des Kranken ein und singt es wieder "richtig".

Sehr beeindruckt hat mich ein Muster, das früher den Männern aufgemalt wurde, wenn sie aus einem Kampf zurückkamen. Mit diesem Muster und einem Gesang wurden sie wieder in den Zustand von „Frieden" gebracht. „Dieses Muster haben wir von den Inka erhalten, lange bevor die Christen kamen", erklärte mir Inin Sheka, der ein emsiger Hüter des Wissens der Shipibo ist. Das Weltbild der Shipibo-Conibo ist stark von Inka-Mythen bestimmt.

Auch wenn das Wissen um die Bedeutung der Muster langsam verschwindet, so lernen immer noch Mädchen im Alter von circa sechs Jahren von Müttern und Großmüttern die „Musterkunst." Oft werden ihnen einige Tropfen einer Piri-Piri-Pflanze, das „Musterkraut", in die Augen geträufelt, damit sie die Muster besser „sehen" können. Traditionell haben die Frauen der Shipibo kein Ayahuasca getrunken. Sie erhielten die Muster von den Schamanen, die sie in ihren Visionen gesehen hatten.

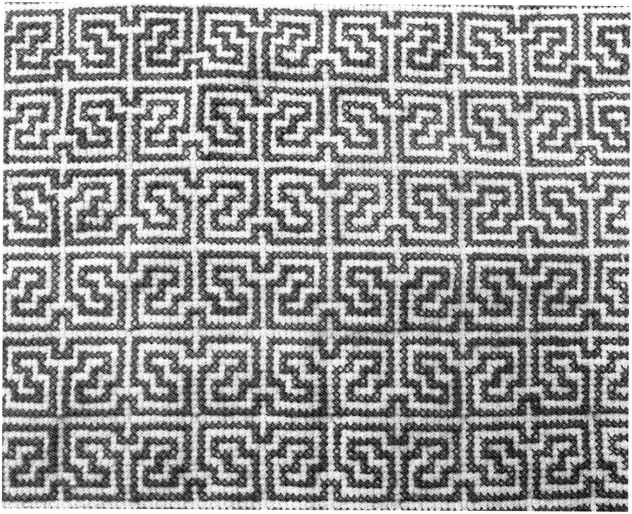

Friedensmuster

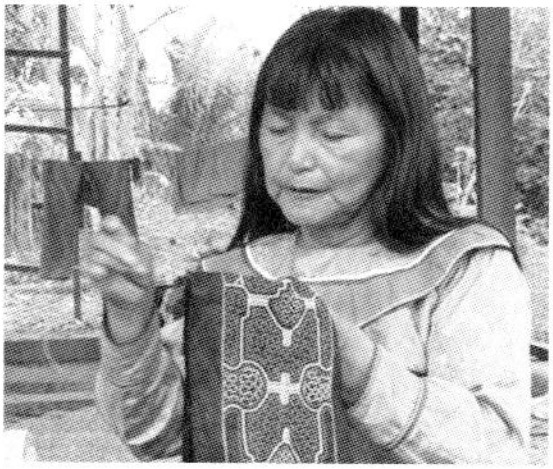

Schlangen - sei es die Weltenschlange oder die Anakonda des Wassers oder die der Erde, nehmen in der Kosmologie der Shipibo eine wichtige Stellung ein. Bei schwierigen Heilritualen wird der Geist der Anaconda gerufen. Deshalb sticken sich die Frauen

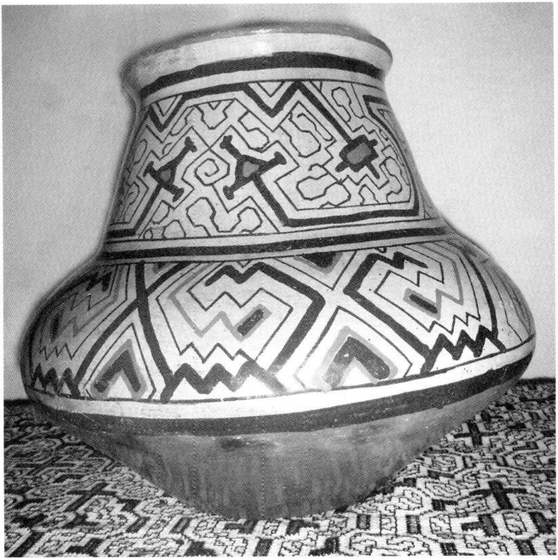

Keramik der drei Welten

gerne das Muster der Anaconda als Schutz- und Heilmuster auf die rechteckigen Tücher, die sie wie Wickelröcke tragen.

Die Weltenschlange *ronîn* bildet so etwas wie den Nabel in der Kosmologie der Shipibo: Sie hat sich um den ganzen Kosmos gerollt und hält die Welt fest. Sie ist die Mutter aller Wesen, auch der unsichtbaren. Sie ist männlich und weiblich, sie verursacht und heilt Krankheiten und kann sich beliebig verwandeln. Ihre Haut ist von vielen Zeichnungen überzogen.

Wenn die Töpferinnen die Muster malen, sagen sie: „Wir machen die Weltenschlange." Weil sich die Weltenschlange wandeln kann und viele Muster trägt, hat auch jede Töpferin ihr eigenes Muster.

Allen gemeinsam ist, dass sie die Muster nur in der Mitte des Gefäßes und oben malen, denn der untere Teil zeigt die untere Welt.

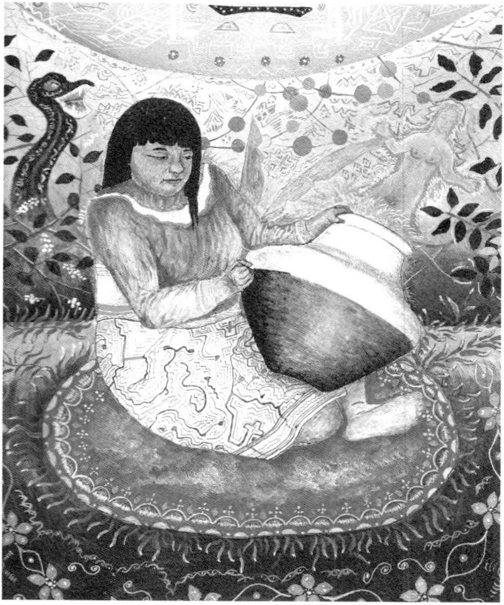

Aquarell: Shipibofrau malt eine Keramik

„Das ist die Wasserwelt", erklärte mir eine Töpferin. „Sie hat keine Muster. In der Wasserwelt ist alles so wie in unserer Welt, nur aus Wassertieren gemacht. Es ist kalt und dunkel dort, und es gibt keinen Tabak und kein Ayahuasca. In der mittleren Welt leben wir Menschen, deshalb malen wir in der Mitte Menschenmuster.

Die mittlere Welt geht bis zu den Wolken, darüber kommt die obere Welt. Da wohnt die große Kraft, so etwas wie ein Gott, die Geister und die Toten und auch der *Inca*, der ist ein König, ähnlich wie euer Jesus. Die Muster in der oberen Welt sind so fein, weil sie die Schwanzspitze der Weltenschlange zeigen, die ist auch sehr fein und hat doch die stärkste Kraft."

„Unsere Ahnen und Geister nähren uns immer noch durch die alten Muster", so schloss die Töpferin zufrieden ihre Ausführung.

Dies ist die Geschichte, wie die Muster zu den Shipibo kamen:

Eines Tages ging ein Mann flussabwärts, um zu fischen. Nach einer Weile sah er eine Frau den Fluss hinunterkommen.

Sie stieg am gegenüberliegendem Ufer aus dem Wasser.

Sie trug einen leuchtenden, reich bestickten Rock und ein mit Mustern bemaltes Tuch, auch ihr Gesicht und ihr Körper waren wunderbar bemalt.

Sie kniete nieder, um sich das Gesicht und die Beine zu waschen. Danach ging sie in die Mitte des breiten, sandigen Flussufers. Aber es war Mittag und der Sand war sehr heiß. Die Frau hielt die Hitze in der Mitte des Strandes nicht aus und verbrannte durch den Sand, sie starb.

Als der Mann dies sah, überquerte er den Fluss schnell im Kanu, bis er an den Strand kam. Er begann Holzstücke aufzusammeln, auf welche er treten konnte, um so bis dahin zu gelangen, wo die Frau war. Als er ankam, sah er, dass die Frau schon tot war. Traurig ging er nach Hause zurück, um seinen Angehörigen alles zu erzählen.

Sie gingen gemeinsam an jenen Ort, um das Geschehene zu begutachten.

Nachdem sie alle zusammen geweint hatten, gingen die Shipibo näher.

Da lag nur noch die leere, bemalte Haut der Frau, ihr schön dekorierter Rock und das bemalte Tuch. Sie nahmen die bemalte Haut und den Rock und das Tuch. Als sie wieder zurück zum anderen Ufer fuhren, tauchte aus dem Wasser eine riesige Schlange auf. Die Menschen hatten große Angst, aber die Schlange tat ihnen nichts, sie sagte: Ich bin die Frau, deren Haut und Kleidung ihr jetzt bei euch habt. Ich bin eine *ronîn*-Frau, ich lebe im Wasser und beschütze das Wasser und die Tiere im Wasser. Ich schenke euch meine Muster, damit ihr sie malt.

Zu Hause teilten sie alles untereinander, so dass jede Familie ein Stück mit einem Muster bekam. Auf diese Weise verbreitete sich die Art, Zeichnungen auf die Röcke und andere Stoffe und auf die Keramik zu malen.

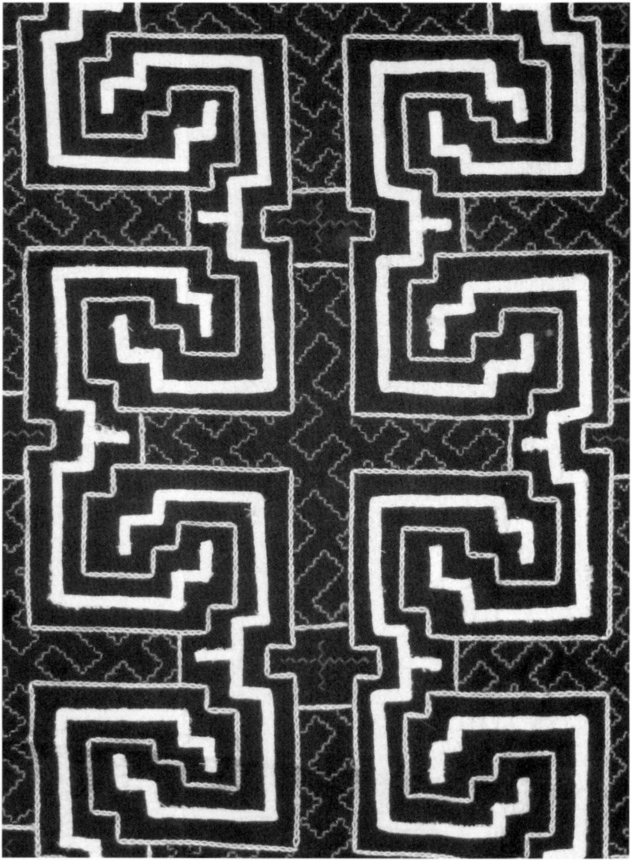

Das Muster der Anaconda

Markus Berger

Ayahuasca-Ethnobotanik

Ayahuasca, dieser uralte psychoaktive Trank, dieses entheogene Ambrosia vom Amazonas, unter anderem auch Yagé, Daime, Hoasca und Vegetal genannt, ist ein pflanzliches Zaubermittel und besteht in der Hauptsache aus zwei Zutaten: aus den Stengeln der Liane *Banisteriopsis caapi,* die von den Indianern ebenfalls Ayahuasca genannt wird (ein Wort aus der Quecha-Sprache, das so viel wie Seelenranke bedeutet) und Beta-Carboline enthält, und aus Blättern eines Staudengewächses namens *Psychotria viridis* (bei uns als „Wilder Kaffee" bekannt), die als Lieferant des hauptwirksamen Inhaltsstoffs *N,N*-DMT (*N,N*-Dimethytryptamin) dienen. Die in *Banisteriopsis* enthaltenen Beta-Carboline fungieren in der Ayahuasca als Hemmstoffe des körpereigenen Enzymsystems Monoaminooxidase (MAO), was dem DMT erst ermöglicht, auf oralem Wege im Menschen aktiviert zu werden. Normalerweise wird getrunkenes oder gegessenes DMT von der MAO im Magen-Darm-Trakt abgebaut, bevor es das Gehirn erreichen kann – und bleibt damit unwirksam. Die Beta-Carboline in der Ayahuasca-Rezeptur umgehen dieses Problem und machen den DMT-Trank wirksam. Erwähnt sei indes auch, dass es auch eine ganze Reihe von Rezeptvariationen gibt, die ohne DMT-haltiges Pflanzenmaterial auskommen. Die Wirkung solcher Gebräue ist dann auch eine andere als die der klassischen Ayahuasca.

Neben den beiden traditionellen Standard-Zutaten werden den verschiedenen bekannten Ayahuasca-Zubereitungen aber auch noch andere Pflanzen bzw. Pflanzenteile beigegeben, die in vielen Fällen für psychoaktive Synergien sorgen. Das können psychotrope Nachtschattengewächse ebenso sein wie stimulatorisch aktive und psychedelisch wirksame Pflanzen. Das Sammelsurium an Gewächsen, die dem Urwaldgebräu Ayahuasca individuelle Noten zu verleihen imstande sind, ist sicherlich unermesslich. Wir werden im Folgenden mehr über einige der diversen Ingredienzien erfahren, aber es ist eine Tatsache, dass bislang gar nicht alle Ayahuasca-Additive botanisch bestimmt und vollständig bekannt sind.

Die klassische Ayahuasca-Symbiose

Banisteriopsis caapi und *Psychotria viridis* sind, wie oben bereits erläutert, die klassischen Bestandteile einer DMT-haltigen Ayahuasca. Sie bilden eine perfekt komponierte Symbiose, um dem Trinker das eingenommene Dimethyltryptamin pharmakologisch zugänglich zu machen.

Banisteriopsis caapi ist im ganzen Amazonasgebiet zu finden und wird dort von diversen indigenen Ethnien kultiviert. Die Vermehrung der Lianenpflanze, die zur botanischen Familie der Malpighiengewäche (*Malpighiaceae*) gehört, geschieht über Stecklinge, die Anzucht aus Samen ist keine erfolgversprechende Methode. In unseren Gefilden ist es so gut wie aussichtslos, *Banisteriopsis caapi* anzubauen, da das

Gewächs ausschließlich in den Tropen wächst. In einem Gewächshaus, das tropische Verhältnisse simuliert, könnte ein Versuch unternommen werden.

Die Ayahuasca-Liane enthält Beta-Carboline, und zwar Tetrahydroharman, Harmin und Harmalin. Diese Stoffe bilden innerhalb der Tryptaminderivate eine eigene chemische Stoffklasse und sind geeignete Hemmer der Monoaminooxidase vom Typ A (das menschliche MAO-Enzymsystem kennt die Typen A und B). Damit ermöglichen sie dem DMT, ins Gehirn des Ayahuasca-Trinkers vorzudringen. Übrigens sind die Beta-Carboline nicht zu vergleichen mit den pharmazeutischen MAO-Hemmern, die zum Beispiel bei verschiedenen depressiven Erkrankungen verordnet werden und häufig über einen langen Zeitraum wirken. Beta-Carboline sind sogenannte reversible (also umkehrbare) MAO-Hemmer, die nur kurzzeitig wirken. Im Fachjargon werden diese Stoffe RIMA genannt, was Reversible Inhibitors of MAO-A bedeutet, zu Deutsch: reversible Hemmer der MAO-A. Und das ist von Bedeutung, denn die Einnahme von MAO-Hemmern bedingt eigentlich eine spezielle Diät, weil mit der Aufhebung der durch die MAO induzierten Blut-Hirn-Schranke nicht nur DMT ins Gehirn gelangen kann, sondern auch diversen toxischen Aminen, die wir zum Beispiel über bestimmte Lebensmittel und Medikamente aufnehmen, der Weg geebnet ist.

Psychotria viridis ist ein stauden- bis strauchartiges Gewächs und wird unter anderem auch *Chakruna, Chalipanga, Chagropanga* und *Cahua* genannt. *Psychotria viridis* kommt in Amazonien und in anderen Gebieten Süd- und Mittelamerikas vor. Wie bei *Banisteriopsis* ist die Anzucht aus Samen eine Herausforderung und scheitert meist. Die Verwendung von Stecklingen hingegen ist recht einfach, *Psychotria* kann bei entsprechender Haltung und Pflege sogar bei uns als Zimmerpflanze gehalten werden. Die Blätter der *Psychotria*, die an Blätter einer Kaffeepflanze (*Coffea* sp.) erinnern, daher der deutsche Name „Wilder Kaffee" (beide Pflanzen gehören zur botanischen Familie der Rötegewächse, der *Rubiaceae*), enthalten im Schnitt etwa 0,3 Prozent DMT und auch geringe Anteile an Beta-Carbolinen. In Ayahuasca liefert *Psychotria* den Anteil an psychedelischem Dimethyltryptamin.

Weitere DMT-haltige Ayahuasca-Zutaten

Die beiden klassischen Pflanzen haben Artgenossen, die ebenfalls für Ayahuasca-Tränke verwendet werden, nämlich zum einen *Banisteriopsis muricata*. Diese Pflanze ist, wie der Name bereits vermuten lässt, eng verwandt mit der Ayahuascaliane. Beide Pflanzenarten entstammen derselben Gattung. *Banisteriopsis muricata* ist auch als *Sacha Ayahuasca* bekannt und enthält sowohl DMT als auch Beta-Carboline – ist also eine Art universelles Ayahuasca-Gewächs. Zum anderen gibt es die Verwandten der Chakruna, das sind *Psychotria carthaginensis (Yagé-Chakruna, Sameruca)*, *Psychotria poeppigiana (Oreja del diablo)*, *Psychotria psychotriaefolia* (die vielleicht ein Synonym für *Psychotria viridis* ist) und ein paar andere Spezies, die ebenfalls DMT enthalten (wobei nicht alle der weit über tausend *Psychotria*-Arten DMT-haltig sind, viele andere aber dennoch psychoaktiv).

Eine häufig für Ayahuasca verwendete DMT-Pflanze, die sowohl wild als auch als Kultivar in Amazonien vorkommt, ist die unter anderem *Chaliponga*, *Yaco*-Ayahuasca und *Yage-Oco* bzw. *Yahé-Oco* (aber auch wie *Psychotria viridis Chakruna* und *Chagropanga*) genannte *Diplopterys cabrerana* (Synonym: *Banisteriopsis rusbyana, Oco-Yagé*). Die Yagéliane wird per Steckling vermehrt und benötigt, was das Klima angeht, tropische Verhältnisse. *Diplopterys cabrerana* sieht *Banisteriopsis* sehr ähnlich, weshalb sie früher auch in dieser Gattung geführt wurde, und gehört deshalb folgerichtig zur botanischen Familie der Malpighiengewächse (*Malpighiaceae*). Ihre Blätter, die als Zutat für Ayahuasca-Rezepte gelten, enthalten bis zu 1,7 Prozent DMT. Außerdem konnten geringe Mengen weiterer Tryptamine in der Pflanze nachgewiesen werden (5-MeO-DMT, NMT, Bufotenin und ein Beta-Carbolin).

Eine ganze Reihe von Talgmuskatnussbäumen der Gattung *Virola* (genannt *Cumala*) aus der botanischen Familie der Muskatnussgewächse (*Myristicaceae*) enthält meist in Rinde oder Harz DMT, 5-MeO-DMT und/oder weitere Tryptamine, zuweilen auch unterschiedliche Mengen an Beta-Carbolinen, zum Beispiel *Virola theiodora, Virola cuspidentata* und *Virola calophylla (Epená)*. Zubereitungen zum Beispiel aus der Rinde von *Virola calophylla* sind schon lange als entheogene Schnupfpulver bekannt. Einige *Virola*-Spezies, beispielsweise *Virola surinamensis,* werden als Ayahuasca-Additive verwendet. Die

Bäume kommen in Amazonien und anderen tropischen Gebieten Südamerikas vor.

Rinorea viridiflora aus der botanischen Familie der Veilchengewächse (*Violaceae*) wird unter anderem *Capinuri* und *Amanga*, aber auch *Chakruna* und Ayahuasca genannt und ist ein traditionelles Ayahuasca-Additiv, das möglicherweise DMT enthält.

Ein eher selten verwendeter DMT-Lieferant ist das Schilfrohr *Arundo donax* aus der botanischen Familie der Süßgräser (*Graminae/Poaceae*), das auch in Mitteleuropa, häufiger in Südeuropa heimisch ist und neben DMT noch andere Inhaltsstoffe aufweist, von denen einige für viele Menschen nicht verträglich zu sein scheinen. Europäische Psychonauten klagen über heftige und langwierige Übelkeit nach der Einnahme eines *Arundo*-Extrakts.

Für europäische Anahuasca-Rezepturen (Anahuasca= Ayahuasca-Analog) werden zuweilen die Schilfarten *Phalaris arundinacea* (und andere Arten, zum Beispiel *Phalaris canariensis, Phalaris brachystachys* und *Phalaris aquatica*) und *Phragmites australis* verwendet (alle ebenfalls *Graminae/Poaceae*). Beide Pflanzen enthalten DMT, zuweilen 5-MeO-DMT, Bufotenin und andere Inhaltsstoffe im Wurzelstock (*Phragmites*) bzw. in den Blättern (*Phalaris*).

Weitere Beta-Carbolin-haltige Additive

Calliandra angustifolia (genannt *Bobinsana*) und *Calliandra pentandra* aus der botanischen Familie der Schmetterlingsflügelgewächse (*Fabaceae*) enthalten Harman und Tetrahydroharman (letztere möglicherweise sogar DMT) und werden als Ayahuasca-Additive verwendet, zum Beispiel von den Shuar in Equador. Andere traditionell als MAO-Hemmer beigegebene Pflanzen sind nicht beschrieben worden. Es existieren aber viele Ayahuasca-additive Gewächse, deren Inhaltsstoffe bis heute nicht bekannt sind. Siehe dazu Rätschs Enzyklopädie der psychoaktiven Pflanzen.

Erwähnt sei an dieser Stelle aber noch die Steppenraute *Peganum harmala* aus der botanischen Familie der Jochblattgewächse (*Zygophyllaceae*), deren Samen (und übrigens auch das Kraut) Beta-Carboline in guter Quantität enthalten (Harmin, Harmalin und andere) und deshalb als potente Anahuasca-Zutat Verwendung finden. Die Steppenraute ist keine traditionelle Ayahuasca-Zutat, weil sie in Amazonien nicht vorkommt. Ihr Heimatgebiet liegt in Asien und im südlichen Europa.

Psychoaktive Additive – eine Auswahl

Neben der Verwendung DMT- und Beta-Carbolin-haltiger Pflanzen reichern viele Schamanen, die sogenannten Ayahuasqueros, ihre Rezepte mit einer möglichen Vielzahl an weiteren Zutaten an. Hier ein Überblick über diverse Zusätze psychoaktiver Natur. Die dargestellten Anwendungen der additiven Pflanzen erheben keinen Vollständigkeitsanspruch und sollen beispielhaft verstanden werden.

Brugmansia spp.

Die Engelstrompeten oder Baumdaturas genannten Arten der Gattung *Brugmansia* aus der Familie der Nachtschattengewächse *(Solanaceae)* zählen zu den stark psychoaktiven Tropanbildnern (Gewächse, die Tropanalkaloide enthalten). Diese Nachtschatten-typischen Wirkstoffe (zum Beispiel Scopolamin und Atropin, aber auch Hyoscyamin und andere) können delirante Zustände induzieren und wirken stark halluzinogen. Amazonische Schamanen verwenden *Brugmansia*-Arten für Ayahuasca-Rezepte. So werden beispielsweise die

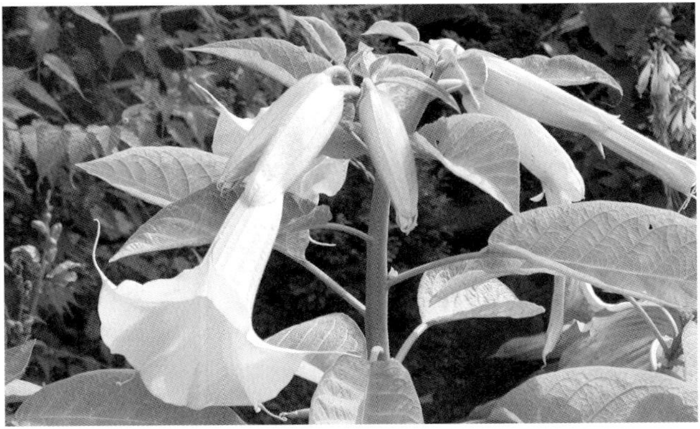

Brugmansia aurea

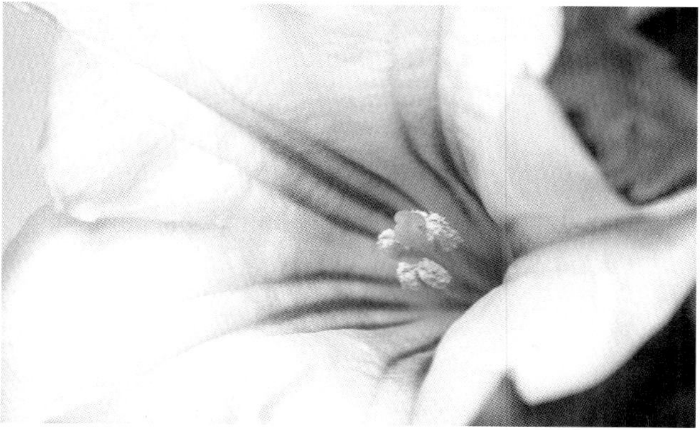

Datura stramonium var. *tatula*

Blätter von *Brugmansia* x *insignis* zu Asche verbrannt und anschließend der Ayahuasca beigegeben. Die Spezies *Brugmansia suaveolens* und *Brugmansia versicolor* werden ebenfalls als Ayahuasca-Zutaten verwendet.

Datura spp.

Mit dem Gemeinen Stechapfel (*Datura stramonium*) und verwandten Stechäpfeln (ebenfalls *Solanaceae*) verhält es sich genauso. Sie enthalten gleichfalls psychedelisch wirksame und delirante Tropanalkaloide. Als Additiv und bei sachgemäßer Anwendung durch den Schamanen können sie die visionäre Kraft der Ayahuasca erhöhen. Für den Gebrauch im Selbstversuch mit Anahuasca sind die psychoaktiven *Solanaceae* nicht geeignet, weil sie zu stark und zu unberechenbar sein können.

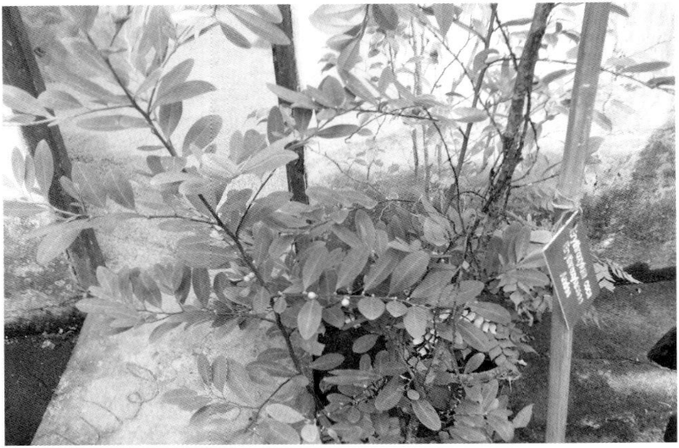

Erythroxylum coca
„Cocahuasca" haben Jonathan Ott und Christian Rätsch eine Shipibo-Ayahuasca-Rezeptur mit Coca-Blättern (*Erythroxylum coca* aus der Familie der Rotholzgewächse, *Erythroxylaceae*) genannt, und sie soll durchschlagende Wirkung haben: „Die visionäre Wirkung der Ayahuasca stellt sich gewöhnlich nach 30–45 Minuten ein. Diesmal durchzuckte mich ein Blitz mit folgenden Erschütterungen bereits ein paar Minuten nach Einnahme. Ich hatte das Gefühl, als ob ich ein Gramm Kokain mit einer einzigen Linie reingezogen hätte. Ich begann zu vibrieren. Bald danach setzte die DMT-Wirkung, der visionäre Aspekt der Ayahuasca, ein. Die Wirkung war so stark wie niemals zuvor. Ich blieb am Vibrieren und Zittern für die nächsten 24 Stunden. Die Coca hat mich mächtig erschüttert" (Rätsch et Ott 2003: 76).

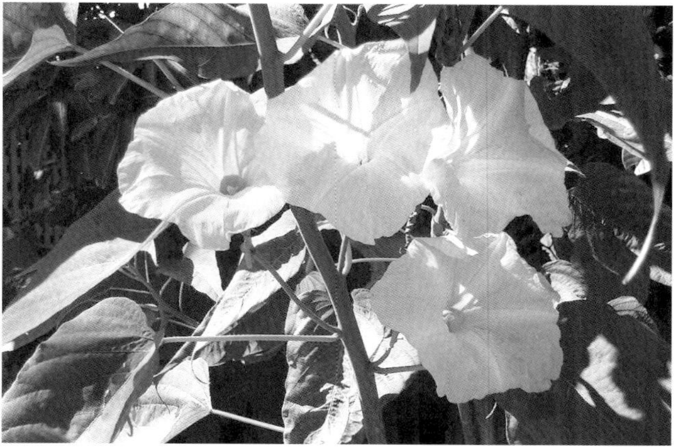

Ipomoea carnea

Diese Prunkwinde aus der botanischen Familie der Windengewächse (*Convolvulaceae*) kommt in Amerika und auf den Westindischen Inseln vor, enthält Ergoline, also Mutterkornalkaloide (zum Beispiel LSA = Lysergsäureamid, LA-111, Ergin in den Samen) und wird als traditioneller Ayahuasca-Zusatz verwendet. Die psychoaktiven Ergoline verstärken die DMT-Wirkung und werden ihrerseits durch die enthaltenen Beta-Carboline in ihrer Wirksamkeit potenziert. *Ipomoea carnea* wird wie manche *Brugmansia* von den indigenen Ethnien als *Toé* bezeichnet.

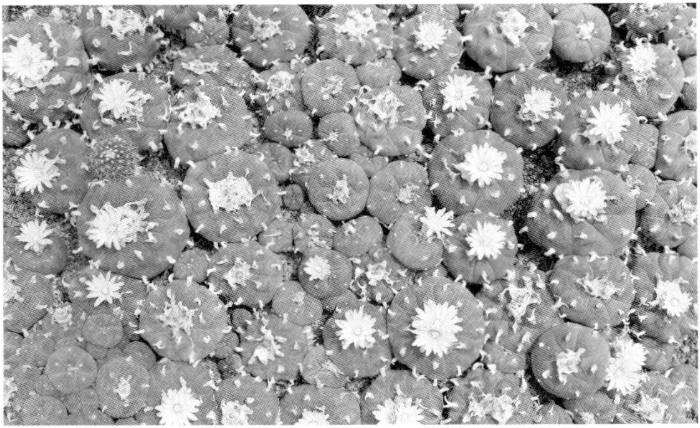

Lophophora williamsii

Interessant ist die Kombination von Ayahuasca mit dem Peyote-Kaktus *Lophophora williamsii* aus der botanischen Familie der Kaktusgewächse *(Cactaceae)*. Der kommt in Amazonien gar nicht vor, sondern hat in Mexiko sein Hauptverbreitungsgebiet. Allerdings hatte ein Shipibo-Schamane irgendwann um die Jahrtausendwende den Peyote von Schamanen der Huicholes geschenkt bekommen und verwendet ihn seither unter anderem für experimentelle Ayahuasca-Zubereitungen (RÄTSCH et OTT 2003: 76). Der Peyote enthält das stimulatorisch und psychedelisch aktive Meskalin (3,4,5-Trimethoxyphenethylamin) und eine Vielzahl weiterer Inhaltsstoffe, die dem Trank im Zusammenspiel mit Beta-Carbolinen und DMT eine exorbitante Note verleihen.

Nicotiana tabacum / Nicotiana rustica

Diese Nachtschattengewächse (*Solanaceae*), die beiden bekanntesten Tabak-Arten, gelten den meisten südamerikanischen Schamanen als heilige Pflanzen. Auch im Amazonasgebiet ist der Tabak von besonderer ritueller und magischer Bedeutung. Viele Schamanen rauchen während eines Ayahuasca-Rituals unentwegt Zigarren bzw. schnupfen, kauen oder trinken Zubereitungen aus Tabak. Der aus dem Kraut gepresste Saft oder auch eine Tabak-Abkochung (Dekokt) wird der Ayahuasca zuweilen auch beigegeben. Dies potenziert die psychedelische Wirkung des Tranks.

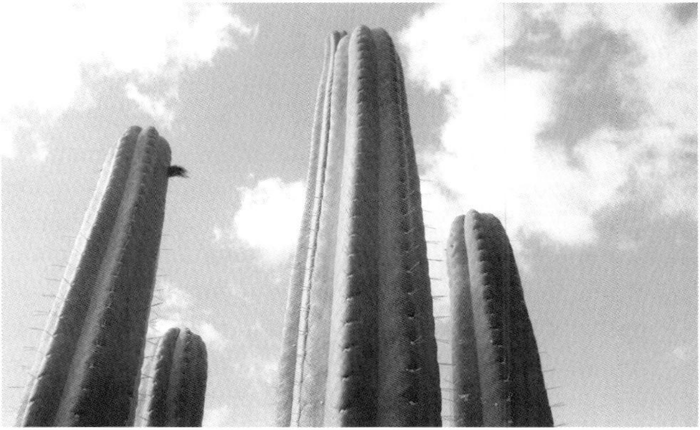

Trichocereus (Echinopsis) pachanoi

Was schon auf den Peyote zutrifft, gilt auch für den San-Pedro-Kaktus *Echinopsis pachanoi* (bekannt unter seinem alten Namen *Trichocereus pachanoi*) und Verwandte, zum Beispiel

Echinopsis peruviana (Synonym *Trichocereus peruvianus*). Diese Kaktusgewächse enthalten gute Quantitäten von Meskalin und bewirken eine ähnliche Synergie in der Ayahuasca der Shipibo wie der Peyote.

Es existieren viele weitere Pflanzen und Organismen, die als Ingredienzien für Ayahuasca-Präparationen Verwendung finden (können) und unterschiedliche Wirkstoffe enthalten, zum Beispiel Cumarine, Koffein, Indole, Morphine, Glykoside sowie diverse andere Alkaloide und weitere Inhaltsstoffe. Diese Pflanzen sind genauso interessant wie die hier besprochenen, können aber aus Platzgründen in diesem Buch nicht alle dargestellt werden. Fakt ist, dass viele psychoaktive Pflanzen für traditionelle Ayahuasca-Rezepturen verwendet werden, beispielsweise und unter anderem die Nachtschattengewächse *Brunsfelsia, Capsicum, Markea, Juanulloa* und *Iochroma*, diverse Pfefferarten (*Piper* spp.), die Koffein enthaltende *Ilex guayusa* (eine enge Verwandte des Matestrauchs *Ilex paraguariensis*), Korallenbäume (*Erythrina* spp.) und Feigenbäume (*Ficus* spp.), das Seifenbaumgewächs *Paullinia yoco* (Verwandte der Guaraná-Pflanze *Paullinia cupana*), die Kampherpflanze (*Cinnamomum camphora*), die mit dem Basilikum eng verwandte *Ocimum micranthum*, diverse Wolfsmilchgewächse (*Euphorbia* spp. und andere), verschiedene weitere Kakteen (*Cacataceae*), zum Beispiel *Epiphyllum* und *Opuntia*, diverse Indole enthaltende *Tabernaemontana*-Spezies, Arten der bei uns als Zierpflanze erhältlichen Gattung *Iresine* und viele andere mehr. Es gibt außerdem auch pflanzliche Bestandteile von Ayahuasca, deren volkstümliche Namen zwar bekannt sind, nicht aber deren Stammpflanzen. Der Ethnopharmakologe Christian Rätsch erläutert: „Die nativen Zubereitungen von Ayahuasca können sehr unterschiedlich sein. Durch zahlreiche Pflanzenzusätze können psychoaktive Wirkungen hervorgerufen, aber auch stimulierende oder heilsame Getränke erzeugt werden. (...) Erfahrene Ayahuasca-Schamanen verfügen über eine sehr reiche Kenntnis der Pflanzenwirkungen und können ihren Mischungen über 100 verschiedene Additive zusetzen, um die gewünschten Effekte zu erzeugen" (RÄTSCH 1998: 704).

Darüber hinaus ist dem modernen Psychonauten von heute eine weitere Vielzahl an analogen Gewächsen bekannt, die sich für die Zubereitung von Ayahuasca-Analogen (Anahuasca) eignen – das sind sowohl DMT- wie auch Beta-Carbolinhaltige Pflanzen. Die Aufzählung dieser Gewächse würde einige Seiten füllen. Übersichten und weitere Infos zu allen Ayahuasca-Additiven und -Analoga finden sich in tabellarischer Form bei RÄTSCH 1998 (Seiten 704-708 und 718-719) und OTT 1994.

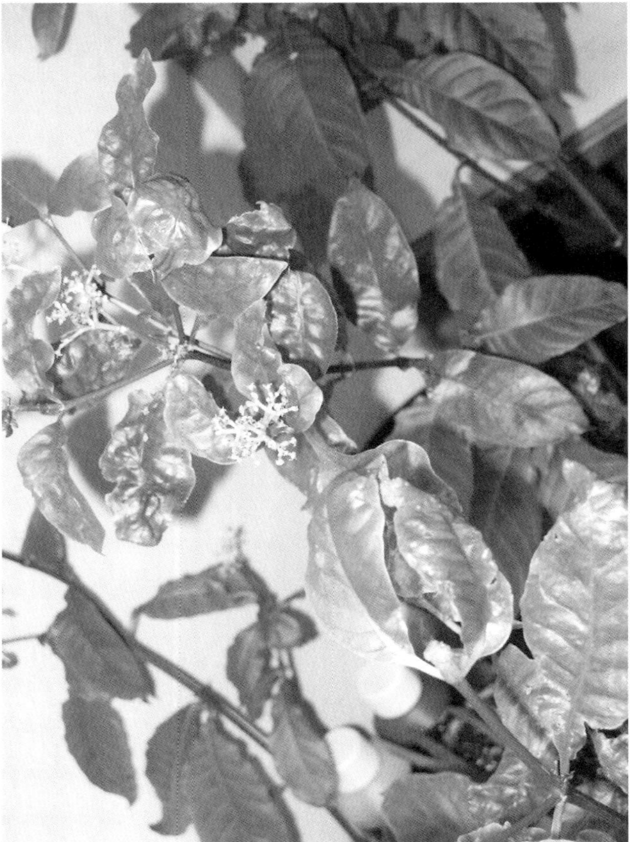

Psychotria viridis

Literatur (Auswahl)

ADELAARS, Arno, Christian RÄTSCH und Claudia MÜLLER-EBELING

2006 *Ayahuasca: Rituale, Zaubertränke und visionäre Kunst aus Amazonien*, Aarau: AT Verlag

BERGER, Markus

2013 *Alles über psychoaktive Kakteen*, Solothurn: Nachtschatten Verlag

2015 *Changa – Die rauchbare Evolution des Ayahuasca*, Solothurn: Nachtschatten Verlag

MACBRIDE, J. Francis

1959 *Convolvulaceae*, in: Flora of Peru, Band XIII, *Fieldiana: Botany*

OTT, Jonathan

1993 *Pharmacotheon*, Kennewick: Natural Products Co.

1994 *Ayahuasca-Analoge – Pangaeische Entheogene*, Löhrbach: Werner Pieper and The Grüne Kraft

RÄTSCH, Christian

1998 *Enzyklopädie der psychoaktiven Pflanzen*, Aarau: AT Verlag

RÄTSCH, Christian und Jonathan OTT

2003 *Coca und Kokain*, Aarau: AT Verlag

SCHULTES, R.E. und Albert HOFMANN

1998 *Pflanzen der Götter*, Aarau: AT Verlag

SMITH, Terence A.

1977 Tryptamine and Related Compounds in Plants. *Phytochemistry* 16: 171-175.

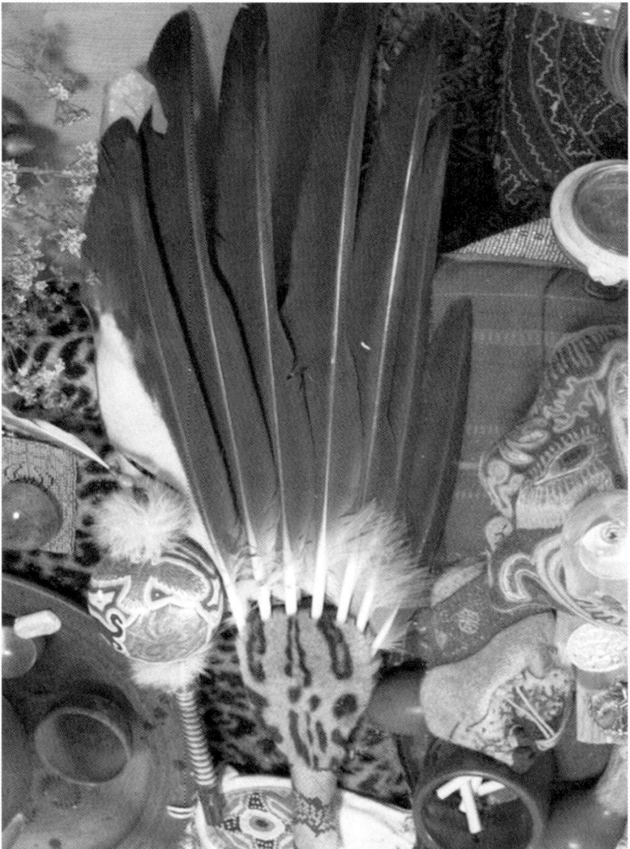

Ayahuasca-Ritualgegenstände

Kajuyali Tsamani

Huairasacha

Für dich, Jaba Saka, für deine Gabe des Huairahuarmi

Ihr Effekt ist nicht nur ein Vibrieren. Sie singt, tanzt, musiziert, harmonisiert, verzaubert, reinigt und heilt. Sie beschwört und ruft den Geist der Luft und des Windes, der in ihr selbst schon enthalten ist. Sie, die aus der Erde geboren wird, in der Sphäre des Waldes nahe am Wasser, in ihrem eigenen heiligen Atem: Huairasacha – ihr Name ist an sich schon ein Lied und eine Anrufung, lebendig geworden in einer Pflanze.

Huairasacha[1] (bot.: *Pariana stenolemma* TUTIN) ist die Tochter von Huairayaya (Vater Wind, Vater Luft) und von Pachamilli[2]. Huairayaya wohnt in den hohen Bergen, auf den Ebenen, in den Wäldern und in den tiefen Schluchten – auf Mutter Erde (Allpamilli). Seine wichtigste Gabe ist das Befeuchten und Fruchtbarmachen von Allpamilli, indem er

---

[1] Huaira: „Wind, Luft"; Sacha: „Wald, Dschungel, wild" (Kichua). Die zusammengebundenen Blätter der *huairasacha* sind auch bekannt unter dem Namen *chacapa* (bei den traditionellen indigenen Heilern von Peru), pichanga (bei den traditionellen indigenen Heilern der Ethnie Siona in Kolumbien) und generell im Spanischen, das bei den traditionellen Indigenen und Mestizen von Alto und Bajo Putumayo (Kolumbien) in Gebrauch ist, als *escoba* (Besen).

[2] Pacha: „Raum-Zeit, Kosmos, Universum, Erde"; milli: „Mutter, Mama" (Kichua)

das Wasser des Titicaca-Sees mit in den Himmel nimmt und von dort als Regen hinunterfallen lässt. In den mythologischen Darstellungen der Prä-Inka-Kultur der Kulla (Aymara) sehen wir ihn vereint mit seiner Gefährtin, der Erde – beide in entgegengesetzte Richtungen blickend und bis an die Füße umwunden von Schlangen. Wenn Tamia, der fruchtbare Regen, fällt, wächst und gedeiht in der feuchten Erde nahe der Flüsse und Seen des Waldes seine Lieblingstochter: Huairasacha. Sie ist durchdrungen von der Kraft des *huairaíi*, der Kraft, mit der Luft des Waldes zu durchwehen, zu reinigen und zu heilen. Als die Urmenschen zum ersten Mal in Kontakt mit Ayahuasca[3] kamen, sahen sie, wie aus den Sonnenstrahlen von Intiyaya (Vater Sonne) die heiligen Vorfahren, die *yachac-runa* (weise Menschen) herabkamen. Sie waren geschmückt mit ihren zeremoniellen Roben und ihrem Federschmuck und in ihren Händen trugen sie Bündel der *huairasacha*. Diese Ayahuasca-yachac-runa lehrten die Menschen die heilige Kraft der *huairasacha* anzuwenden, und mit ihr die *huaira-chíi*-Zeremonie, die Zeremonie zur Reinigung von Körper und Geist.

---

[3] Aya: „Geist – Ahne, Ursprünglicher Geist"; huasca: „Liane, Schlingpflanze". Ayahuasca ist der Kichua-Name von *Banisteriopsis caapi* (Yagé in der Sprache der Kofanes), und es ist auch der Name des heiligen Getränks aus der Abkochung von der *Banisteriopsis caapi* und *Diplopterys cabrerana* (Kichua: Chagrupanga).

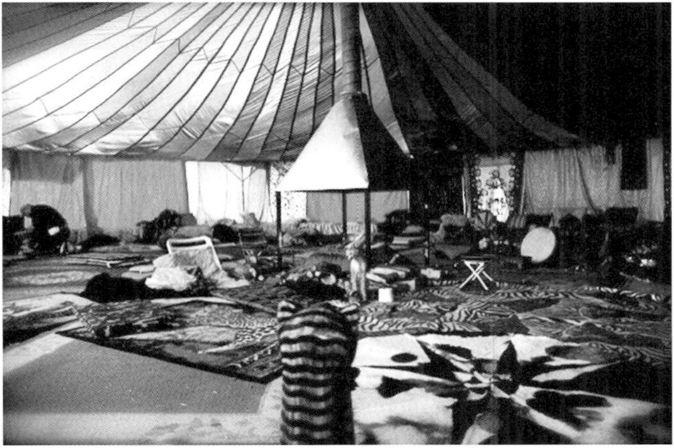

Ein typisches Ritual-Setting für Ayahuasca-Sitzungen.

Für jede Person jedweden Alters, die an einer Krankheit körperlicher oder geistiger Art leidet, ist die *huairachíi*-Zeremonie zu empfehlen. Sie kann überall durchgeführt werden, aber vorzugsweise in einem Raum, der der Heilung gewidmet ist. Es ist ratsam, den Patienten sitzend oder liegend so in Position zu bringen, dass sein Körper in Übereinstimmung mit den heiligen und natürlichen Richtungen des Kosmos ausgerichtet ist: Westen, Norden, Osten, Süden, Zenit und Nadir. Die Vorderseite des Körpers schaut nach Westen, seine rechte Seite nach Norden, in seinem Rücken befindet sich der Osten und die linke Seite ist nach Süden ausgerichtet, die Oberseite des Kopfes ist mit dem Zenit, dem Herzen des Himmels, verbunden und die Unterseite des Körpers mit dem Nadir, dem Herzen der Erde. So befindet sich der Körper im Zentrum des Kosmos (Kusku). Jede dieser heiligen Richtungen ist geschützt von einer weiblichen und einem männlichen spirituellen Urahnen und jeder dieser Wege korrespondiert exakt mit jeweils einer Seite des Körpers. So ausgerichtet übertragen diese geistigen Vorfahren ihre Fähigkeit und Kraft zu heilen direkt an den, der darum bittet.

Die Heilerin oder der Heiler nimmt eine Räucherschale mit glühender Holzkohle, auf die er ein Stückchen Copal (bot.: *Hymenaea courbaril*) legt, um mit ihm seinen Körper, die huairasacha, den Quarz (*huahuarumi*[4]) und gegebenenfalls weitere heilige und heilende Objekte zu räuchern und zu reinigen. Danach reinigt er den Körper des Kranken mit dem Rauch des Copals, in der Reihenfolge der Richtungen des Kosmos. Anschließend opfert er den Rauch des Copals und lässt mit ihm ein Gebet an die heiligen Ahnen der Richtungen des Kosmos aufsteigen. Es ist ein Gebet der Danksagung um deren heilende Kraft und Macht zu erbitten, damit sie erlauben, dass er zu einem gereinigten „kleinen hohlen Knochen" wird, durch den die ursprüngliche Heilkraft fließen kann. Währenddessen ist es auch für den Patienten empfehlenswert, ein eigenes Gebet für seine Heilung und Gesundung darzubringen. Nachdem der Heiler sein Gebet für die Kraft und Macht der Heilung hinter dem Patienten stehend dargebracht hat, realisiert er die heilende Handlung und stimmt

---

[4] Huahua : „Sohn, Tochter"; rumi „Stein" (Kichua)

den heiligen Gesang der Heilung an, während er Körper und Geist des Patienten mit der *huairasacha* in seiner rechten Hand befächelt und mit der Luft des Waldes durchweht, belüftet *(huairaríi)* und reinigt. Dabei hält er in der Handfläche der linken Hand den *huahuarumi* auf Höhe seines *kusku*[5]. Mit dem *huahuarumi* empfängt er die Fähigkeit, die Kraft und die heilende Energie, die von seiner linken in seine rechte Seite fließt, um von dort, durch den Gesang mit der huairasacha auf den Patienten übertragen zu werden.

Der Körper ist eine Mikro-Manifestation des Kosmos. Darum ist nicht nur die adäquate Orientierung des Körpers dessen, der geheilt wird, wichtig, sondern ebenfalls seine richtige geistige und emotionale Ausrichtung. Der Kopf entspricht der Oberwelt, dem Himmel (Hanan Pacha), der Körper entspricht unserer Welt, der Erde (Kai Pacha, Allpamilli), das Innere des Körpers (Uku Pacha) ist bewohnt vom Geist. Der Körper ist auch Tahuantisuyu oder Tahuanintisuyu[6], in ihm befinden sich die vier Richtungen, die durch den Lauf der Sonne bestimmt werden: Kuntisuyu, der Ort *(suyu)* des Mysteriums des Unbekannten, der Geister und des Schreckens *(kunti)*, entspricht dem Westen und der Vorderseite des Körpers. Chinchaisuyu, die Region des schwarzen Jaguars *(chinchai)*, ist assoziiert mit der Konstellation des Jaguars (Chukichinchai[7],

---

[5] Kusku ist das Zentrum - das energetische Zentrum des Körpers und gleichzeitig das energetische Zentrum des Kosmos (Kichua). Es befindet sich in der Nähe des Bauchnabels.

[6] Tahuanintisuyu: „Die vier Regionen der Sonne" (tahuan: „vier", Grundzahlwort; Inti: „Sonne"; suyu: „ Ort, Region, Platz") (Kichua).

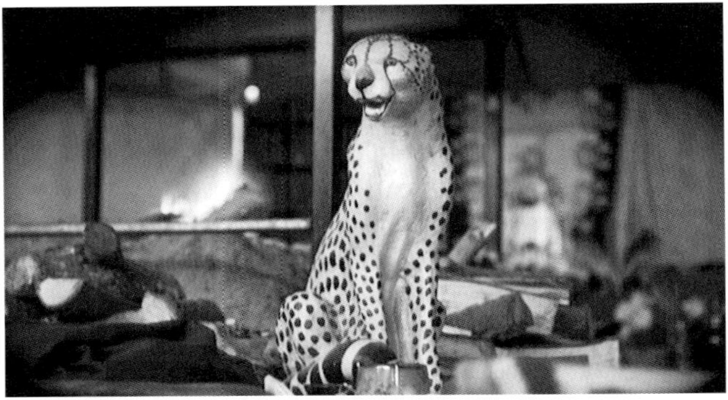

Der Jaguar spielt im Ayahuasca-Schamanismus eine große Rolle.

die Pleiaden), die sich am Himmelsgewölbe befindet und den Norden markiert und entspricht der rechten Seite des Körpers. Antisuyu ist der Ort, wo die Sonne aufgeht, der Osten und die Rückseite des Körpers. Und Kullasuyu ist die Region des Femininen (Kulla), der Süden und die linke Seite des Körpers.

Das Fächeln, Reinigen, Durchwehen und Belüften *(huairaríi)* des Geistes und des Körpers mit der magischen Kraft und Macht des Songs in der *huairasacha* aktiviert von oben bis nach unten: von Hanan Pacha (dem Kopf), durch Kai Pacha (dem Körper) und Uku Pacha (dem Inneren des Körpers), um aus Geist und Körper die Beschwerden, die Leiden, die Krank-

---

[7] Chuki: „Lanze"; chinchai: schwarzer Jaguar oder janauturuncu. Chukichinchai: „Schwarzer Jaguar der Lanze". Aus der Lanze des schwarzen Jaguars strömt der Hagel (runtu (Kichua)).

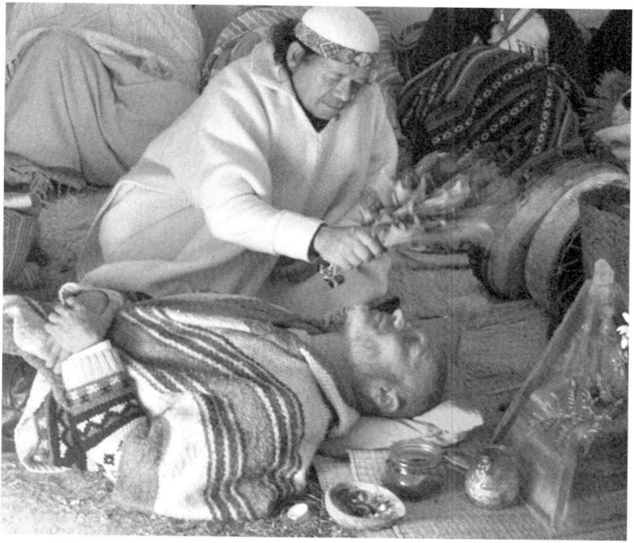

Kajuyali Tsamani während einer Heilbehandlung.

heiten und/oder Flüche herauszuziehen und sie davon zu reinigen. Diese werden in die Tiefen der Erde geschickt, ins Licht-Feuer *(nina)* und bis an die unendliche Grenze von Kuntisuyu. Mutter Erde mit der unendlichen Kraft ihrer Liebe und Güte verwandelt die Krankheiten in ihrem Leib in neue frische Nahrung für ihre Kinder um. Im Inneren der Erde wohnen kleine Lebewesen, die sich von dieser schweren Energie *(hucha)*, die Krankheit erzeugt, ernähren. Nina ist die Feuer-Licht-Macht-Kraft der Sonne auf der Erde, die ebenfalls die schwere Energie *(hucha)*, die Krankheit erzeugt, umwandelt in *samíi* (sanfte

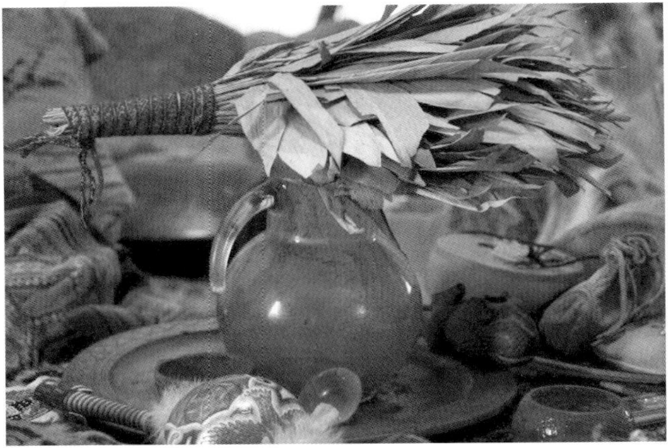

Das Blätterbündel aus Huairasacha wird auch Chacapa gennnt.

Energie der Vitalität). Geist und Körper werden gereinigt und durchweht und dabei wird *hucha* bis an die unendliche Grenze von Kuntisuyu geschickt, wo Inti bei Sonnenuntergang in der Dämmerung die Tür zwischen den Welten öffnet, um die krankmachende Energie mit sich zu nehmen. Von oben nach unten wird gefächelt, durchweht und gereinigt, um den *tahuanintisuyu*-Körper zu kurieren und seinen Geist zu heilen – den Wegen des Westens, Nordens, Ostens und Südens folgend, im *tahuanintisuyu*-Körper, im *tahuanintisuyu*-Geist. Während *huairasacha* den Raum-Zeit-Körper-Geist fächelt, reinigt, durchweht und belüftet, wird mit dem Song die Heilkraft *(ambíi)* jeder dieser heiligen Dimensionen von Pachamilli („Mutter Kosmos"), die im Mikrokosmos-Körper prä-

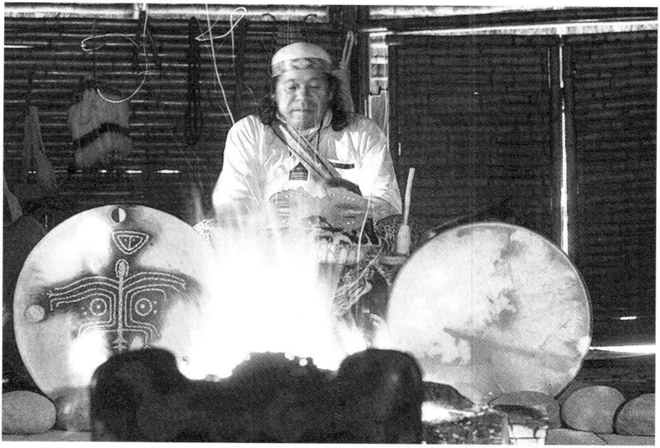

Kajuyali Tsamani in tiefer Trance.

sent sind, benannt, an- und herbei gerufen. Es wird gesungen und gereinigt, immer wieder, bis das harmonische Gleichgewicht der ursprünglichen Vitalität in dem Geist-Körper gefunden und erweckt ist. So wie Huairayaya die Wasser des Titicaca emporhebt, um die Erde mit Regen fruchtbar zu machen, so bläst der Heiler sauberes Wasser über den Körper des Patienten, um ihn zu reinigen und um seine Vitalität zu befruchten. Und er fährt fort, reinigt und belüftet mit dem Lied und der Huairasacha bis zur endgültigen Heilung. Das Mysterium der Urkraft der Huairasacha ist wehend-reinigend durch seinen Geist-Körper getanzt. Jetzt wird der *tahuanintisuyu*-Geist-Körper verschlossen und geschützt durch die Urmacht der Blätter-Wind-Luft-des-Waldes. Huairachíi ist vollendet. Das Geschenk der Tochter von Huairayaya und Pachamili ist empfangen worden und ein neues Gebet der Dankbarkeit an Pachacamac – Pachayachachic, an den Bewahrer und ursprünglichen Weisen des Kosmos, an Huairayaya, an Pachamili, und alles existierende Heilige steigt mit dem Weihrauch auf in Dankbarkeit für die heilende Güte.

Die Kunst des Huairachíi wird von einem Taita[8] Yachac[9] Sinchi[10] seinem Lehrling während dessen Ausbildung gelehrt und übertragen. Während seines Lernprozesses begleitet und unterstützt der Schüler seinen Meister bei den Ritualen des Huairachíi. So lernt der Schüler in einer praktischen Art und Weise die Kunst des Huairachíi. Wenn der Taita feststellt, dass sein Schüler das gesamte heilige Studium vollständig und adäquat abgeschlossen hat, vollführt er mit ihm eine besondere Zeremonie der Weihung zum neuen Schamanen. In diesem Ritual überträgt er ihm seine heiligen Kräfte und weiht die Objekte, die der neue Schamane auf seinem Weg benutzen wird. Unter den Gegenständen, die dieser bekommt, ist vor

---

[8] Taita oder Tata ist ein Lehnwort des altertümlichen Spanisch aus dem Kichua. Taita oder Tata bedeutet „Vater, Papa" und wird als respektvolle Form mit der Konnotation „oberste Autorität" verwendet. Taita hat mehrere verschiedene Bedeutungen: Man sagt Taita zum Vater der Familie, zum Großvater, zur höchsten Autorität einer Gemeinschaft, und auch mit Respekt und Anerkennung zum Schamanen, der zum spirituellen Vater wird.

[9] Yachac ist „der Weise". Das Wort Yachac kommt von dem Verb *yachana*: „wissen" (Kichua)

[10] Sinchi : „Krieger, starker Mann" (Kichua)

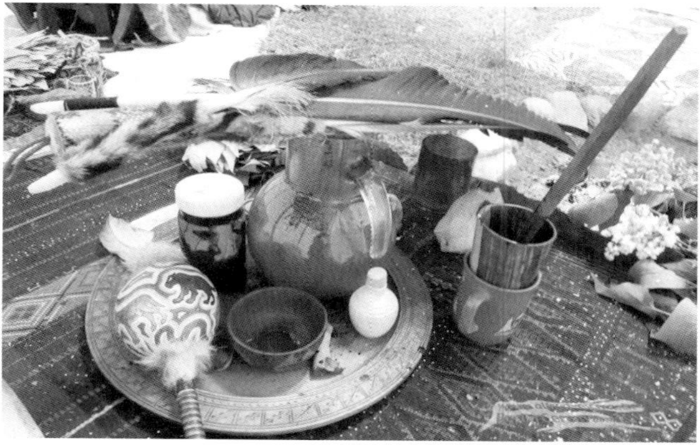

Der Ayahuasca-Trank und diverse Ritualgegenstände.

allem auch ein geweihtes Bündel der *huairasacha*. Eine huairasacha bei sich zu tragen und zu wissen, wie sie benutzt wird, ist ein Erkennungszeichen für einen Schamanen.

Im Lauf seiner Lehrzeit wird dem Schüler gestattet, die huairasacha zu benutzen, um von ihr zu lernen und den Unterweisungen seines Meisters zu folgen, aber er ist erst berechtigt, sie unabhängig zu tragen, wenn er in sie und mit ihr eingeweiht worden ist.

Auf jedem schamanischen Altar der Ayahuasca-Tradition sticht besonders die Präsenz der *huairasacha* hervor. Mit ihr und ihrer Luft-Kraft weiht, verzaubert und reinigt der Taita die Kräfte des Entheogens und seine Zeremonie. Während der

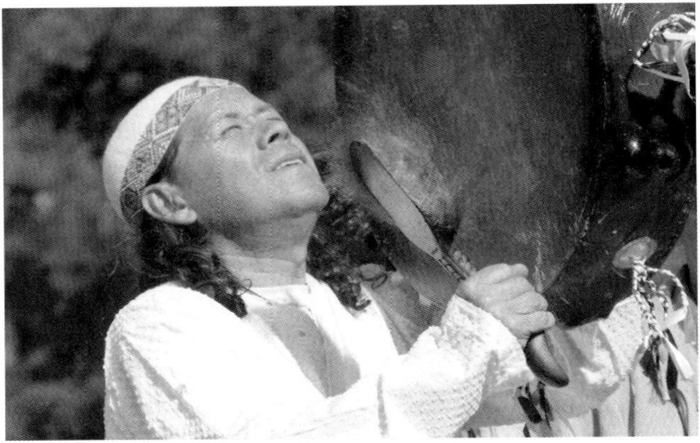

Kajuyali Tsamani in Kontakt mit der wahren Wirklichkeit.

Ayahuasca-Zeremonie nutzt man ihre kontinuierliche Schwingung, um die Teilnehmer und den Raum-Zeit-Kosmos in Harmonie zu belüften. Begleitend dazu singt man die heiligen Lieder und führt die notwendigen Heilungen durch.

Schwingende Klangfülle. Kaskaden der Luft. Musik des Windes. Ein Blatt in dem anderen und dieses in anderen erleuchten die Stille. Alles beginnt, sich zu transformieren. Ein Flackern von Licht im Raum, der sich füllt in der Vision. Die Geister sind glücklich, sie fühlen sich an- und herbeigerufen und begleiten uns. Die Zeit ist nun eine andere, es öffnet sich ein Raum zu einer anderen Zeit, zum *tempus*, zur uranfänglichen Raum-Zeit. Eine Loina, eine Mundharmonika, vertont ihr Auftauchen. Eine Stimme beschwört ihre Präsenz, beginnt ihre heiligen Dimensionen zu benennen – Pachamilli, die Ahnen, die Geister. Die vier Winde. Vier Lüfte umarmen die Präsenzen. Der Spiral-Elementargeist wirbelt und tanzt durch unseren Geist. Er hüllt ihn ein, er liebkost ihn und ist wie ein Wiegenlied der Wiedergeburt. „Limpia, limpia, cura y pinta", intoniert die verzaubernde Stimme des Taitas. Visionäre Muster. Ein Funkeln fesselt die Aufmerksamkeit. Es ist voll von Farben, diese fließen zusammen zu Mustern, Designs, geometrischen Geweben, transparenten Spinnennetzen, Fraktalen aus kosmischem Licht, heiligen Geometrien: Tore zu anderen Welten und Durchgänge zu anderen Dimensionen der Existenz. Und in ihnen neue Klänge und andere Lieder. Die Taita-yachac, die Mama-yachac, die vom Licht der Sonne, die vom Licht des Mondes, vom Sternenlicht und vom Licht des Kosmos kommen zu dem Treffen und tanzen die Heilung des Lebens. Die Maloca-Kosmos ist voll von Präsenzen. Ein Tiergeist, ein anderer und noch einer. Der Kondor und der Adler. Die Anaconda und der Jaguar. Ein Rudel Hirsche. Die Spinne und die Libelle. Ein Papagei, ein Kolibri. Ein Bärenrudel. All diese Geist-Wesen-Brüder vereinen uns mit einem uralten Wissen an der Schwelle des Jetzt: mit einer vergangenen Zeit, die gleichzeitig die Zukunft ist. Sie kommen näher, berühren uns, nehmen uns in sich auf, sie heilen und besingen uns und lehren uns, in Würde auf unserer Mutter Erde zu leben. Sie rufen uns mit ihrem Werden ... schwingende Klangfülle. Kaskaden der Luft. Musik des Windes, heilige magische Kraft, die uns mit der *huairasacha* gegeben wurde.

Huaira, huaira

Huairasacha

Huaira, huaira

Huairamilli

Huaira, huaira

Huairayaya

Huaira, huaira

Pachamilli

Huaira, huaira

Allpamilli

Huaira, huaira

Huaira ambíi

Huaira, huaira

Huairaríi

Huaira, huaira

Huairachíi

Huaria, huaira

Huairasacha

Ambíi, ambíi

Ambina

Pai

Über die Autoren

Christian Rätsch, geboren 1957, Ethnopharmakologe, Referent und Autor, studierte Altamerikanistik, Ethnologie und Volkskunde. Seit über dreißig Jahren erforscht er weltweit schamanische Kulturen und deren Gebrauch psychoaktiver Pflanzen. Herausgeber des Jahrbuchs der Ethnomedizin und Autor zahlreicher, in viele Sprachen übersetzter Bücher, darunter die Enzyklopädie der psychoaktiven Pflanzen, das Lexikon der Liebesmittel, Räucherstoffe u. v. m.
www.christian-raetsch.de

Arno Adelaars lebt in Amsterdam und erforscht psychedelische Substanzen seit über 20 Jahren. Er ist als freier Journalist und Ritualleiter für rekreativen Drogengebrauch tätig. Er schreibt in verschiedenen Magazinen regelmäßig Kolumnen und war Mitveranstalter der Psychoactivity-Konferenz 1998 in Amsterdam. Seither organisert „Noot" diverse Psychoactivity-Anlässe in Europa und Nepal zusammen mit Claudia Müller-Ebeling und Hans van den Hurk.
www.arnoadelaars.com

Alan Shoemaker wurde im Südosten von Kentucky (USA) geboren und lebt seit vielen Jahren in Peru. Er ist Autor, Referent und Aktivist innerhalb der psychonautischen und ethnobotanischen Bewegung und ein Kenner der schamanischen Kulturen Südamerikas. Alan Shoemaker ist außerdem Gründer der Amazonian Shaman Conference, die jährlich in Iquitos, Peru, abgehalten wird.
ww.vineofthesoul.org

Nana Nauwald, geboren 1947, lebt in der Lüneburger Heide und ist Künstlerin, Buchautorin, Dozentin und Zugvogel durch äußere und innere Welten. Zahlreiche Aufenthalte in Bhutan, Nepal, Nigeria, Nord- und Südamerika und Sibirien, wo sie seit 32 Jahren schamanische Bewusstseinswelten indigener Völker erfährt und erforscht. Seit 18 Jahren lehrt und erforscht sie „Rituelle Körperhaltungen und Ekstatische Trance nach Dr. Felicitas Goodman®".
www.visionary-art.de; www.ekstatische-trance.de

Markus Berger, Jahrgang 1974. Ethnobotaniker, Drogenforscher und Psychonaut sowie Autor von zahlreichen Büchern und ungezählten Zeitschriftenartikeln zur Ethnobotanik, Psychonautik und Drogenkunde. Markus Berger ist außerdem Chefredakteur des Magazins für psychoaktive Kultur, Lucy's Rausch, Mitarbeiter des Nachtschatten Verlags und Macher diverser psychonautischer Online-TV-Formate, zum Beispiel der Drug Education Agency (DEA), der Nachtschatten Television und anderer.
www.markusberger.info

Kajuyali Tsamani aus Kolumbien ist Ethnologe und ausgebildeter Yopo-, Coca-, Tabak- und Ayahuasca-Schamane. Kajuyali, der Autor diverser Publikationen und internationaler Referent ist, erfuhr seine umfassenden schamanischen Initiationen bei Meistern der indigenen Ethnien der Camentsa, Kogi, Siona, Sikuani, Huitotos und Lakota. Er hat das Projekt Nabi Nunhue (Haus des Jaguars) ins Leben gerufen, das sich für den Erhalt traditionellen Wissens über ethnomedizinische Pflanzen und die schamanische Praxis einsetzt.

Bildnachweis

Seite 28 oben: Christan Rätsch

Seite 28 unten: Claudia Müller-Ebeling

Seite 46: Vincent Mock

Seiten 48, 60: Arno Adelaars

Seiten 63, 64, 65, 66, 67, 69, 71, 72, 73, 76: Nana Nauwald

Seiten 84, 85, 87, 88, 89, 92: Markus Berger

Seite 86: Roger Liggenstorfer

Seiten 94, 97, 100, 101, 102, 103, 105, 106: Jan-Frank Gerards